おっぱいからごはんまで

子どもの**歯・口**の発育と「**食**べる」の発達がわかる本

井上美津子

芽ばえ社

はじめに
子どもの発育をサポートする「口」

子どもにとって口の機能（働き）は、日々の生活においても、また心身の発育・発達の面でも、たいへん重要なものです。歯や口を使って、おいしく食べて、楽しく話をして、泣いたり笑ったり感情を表現していくことは、子どもの心身の健全な発育をうながします。「食（食べること）」は、身体の成長や生命活動の維持に必要な栄養を摂取することばかりでなく、食事の場で家族や一緒に食べる人達とコミュニケーションを交わしながら、「おいしさ」を分かち合って精神的な満足感を味わうなど、心の発達の面でも大切なものです。昨今の〝食育推進〟の流れの中でも、子どもの食育ではこのようなところが再認識され、「共食の場を確保すること」や「楽しく食べて、豊かな人間性を育てる」ことが強調されています。

一方、以前は子どもの成長と共に、自然に獲得されるものと考えられていた「食べる」機能や行動が、近年の研究からは、出生後に学習されて獲得されるものであることがわかってきました。そして、子どもの成長の過程で、全身や口腔《こうくう》の発育・発達と共に学習・獲得される食べる機能や食行動は、子どもの生活環境との関連も高いものであるため、少子化や核家族化の進行してきた最近の社会状況の中では、うまく獲得できなかったり、獲得されても日常生活でうまく発揮できない子ども達も現れてきています。

本書では、乳幼児期の歯・口の発育と食べる機能の発達を中心に見ていきながら、各時期におけるその支援についても述べたいと思います。

井上美津子

目次

2 「食べる」を考える
——機能・環境及び歯科から見た「子どもの食の問題」と食育の取り組み

Q&A お口と「食べる」の悩み相談室……85

1

おっぱいからごはんまで

――乳幼児期の歯・口の発育

胎児期

胎児の早い時期から、歯・口の発育や口の機能発達は起こっています。胎生6週頃にあごの骨が形成され、7週頃から乳歯の歯の芽（歯胚《しはい》）の形成が始まり、胎生4か月頃からは乳歯の石灰化が始まります。また口は、体性感覚が最も早期に発達する器官であり、Humphrey（1964）によると胎生8週頃には口の周囲への刺激に身体の反応が起こることが報告されています。[1] 胎生16週頃からは指しゃぶり様《よう》の動きが見られるようになり、指をしゃぶりながら羊水を飲み込む様子も観察されることから、これらは哺乳の準備行動とも考えられています。胎生24～28週には口唇《こうしん》への刺激で吸う（吸啜《きゅうせつ》）動きが出てきて、29～32週頃には哺乳のための反射が獲得されます。

新生児期（出生～生後4週）

口の中はこんなふう――新生児期の歯・口の発育

新生児期は、まだ乳歯が生えておらず、あごの前方にはすきま（顎間空隙《がっかんくうげき》）があり、上あごの中央には乳首に合わせたくぼみ（吸《きゅう》啜《せつ》窩《か》）があるなど、哺乳に適した口の形をしています（写真1―1）。この時期に歯（先《せん》天《てん》歯《し》）が生えていると、舌の裏側が歯で傷ついて、かえって哺乳の障害になります（写真1―2）。

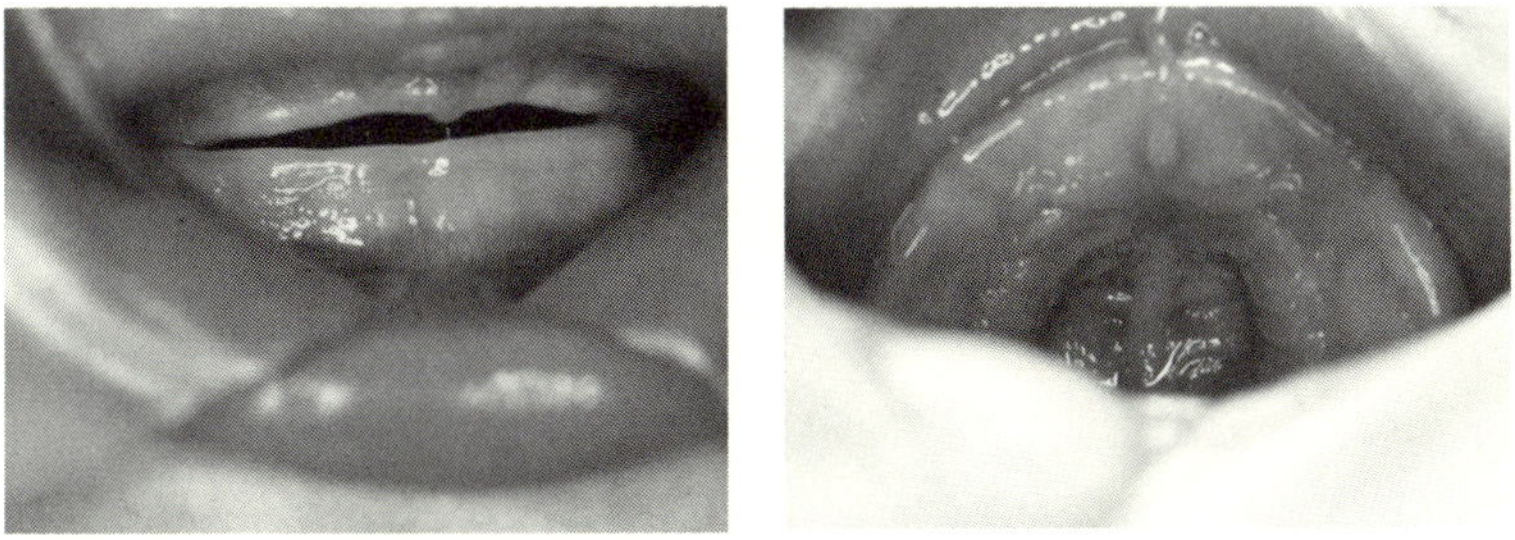

写真1-1：新生児の口腔《こうくう》内
上下顎《じょうかがく》の前方にある顎間空隙（左図）と上顎《じょうがく》の口蓋《こうがい》部にある吸啜窩（右図）

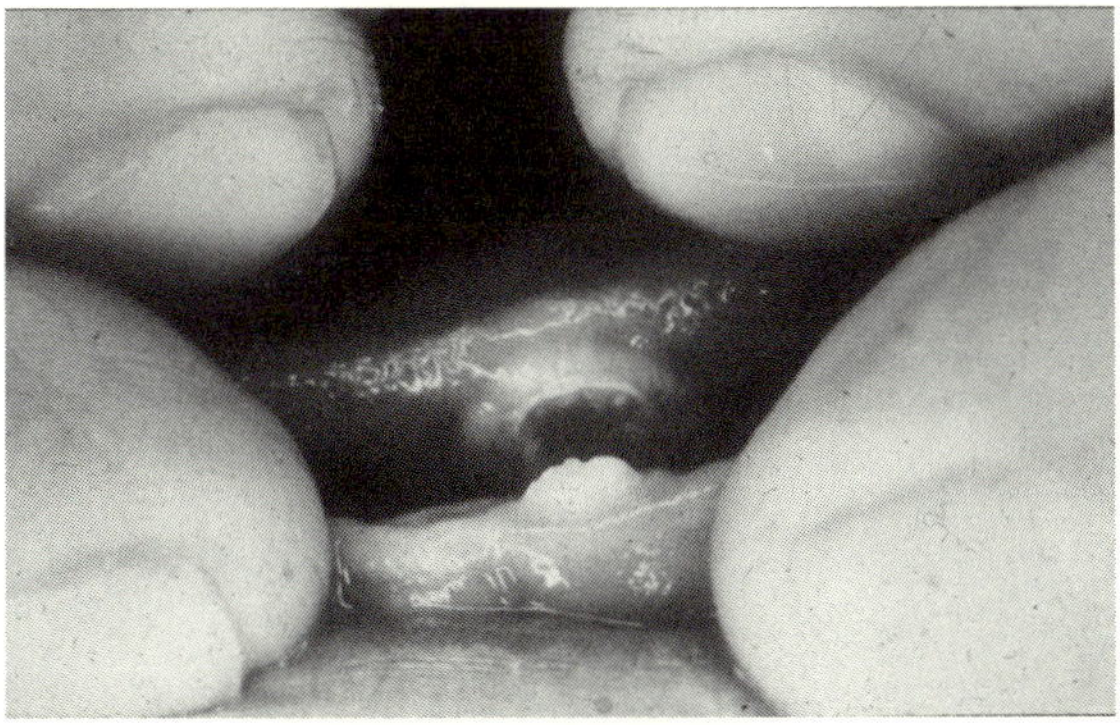

写真1-2：出生時または新生児期に生えてくる先天歯
舌の裏側に潰瘍《かいよう》ができて、哺乳障害を起こしやすい。

できること、手伝ってほしいこと――新生児期の機能の発達と支援

新生児は、出生時にすでに備わっている反射（原始反射）である哺乳反射でお乳を吸います。唇で乳首にしっかり吸いつき、乳首を吸啜窩に押しつけると、舌を動かして乳汁の流出をうながすというのが、新生児のお乳の吸い方です[2]。

この時期は、まだじょうずにお乳を吸えない子どもも結構いるので、母親が悩むことがあります。そんな母親の悩みや不安を受け止めて、抱き方やお乳の吸わせ方などをアドバイスするといった支援を行うとよいでしょう。悩みの内容によっては、助産師への連絡・相談といった対応も必要になるかと思います。

2〜4か月頃

口の中はこんなふう――2〜4か月頃の歯・口の発育

2〜4か月ぐらいでも、通常はまだ乳歯は生えません。そのかわりあごの発育が進み、特に下あごの成長がさかんになります[3]（図1-1）。また、指しゃぶりもさかんに行うようになります。この時期は唇と舌が最も敏感な部分なので、なめたり、しゃぶったりしても

の感触を確かめているのです。

できること、手伝ってほしいこと

――2〜4か月頃の機能の発達と支援

新生児は哺乳反射でお乳を吸い始めると疲れるまで吸い続けますが、この頃になると、お乳を吸うという動きを徐々にコントロールできるようになり、自分で哺乳の量を調節できるようにもなります。それと同時に、「遊び飲み」が始まります。けれども、固形物は与えても舌で押し出してしまうので（舌挺《ぜってい》出反射《しゅっはんしゃ》）、基本的には固形物は食べられません。

この時期に指をしゃぶったり、おもちゃをなめたりすることは、口の機能発達をうながす行為ですから、清潔なおもちゃなどを与えて、十分に口遊びをさせてあげるよう勧めて

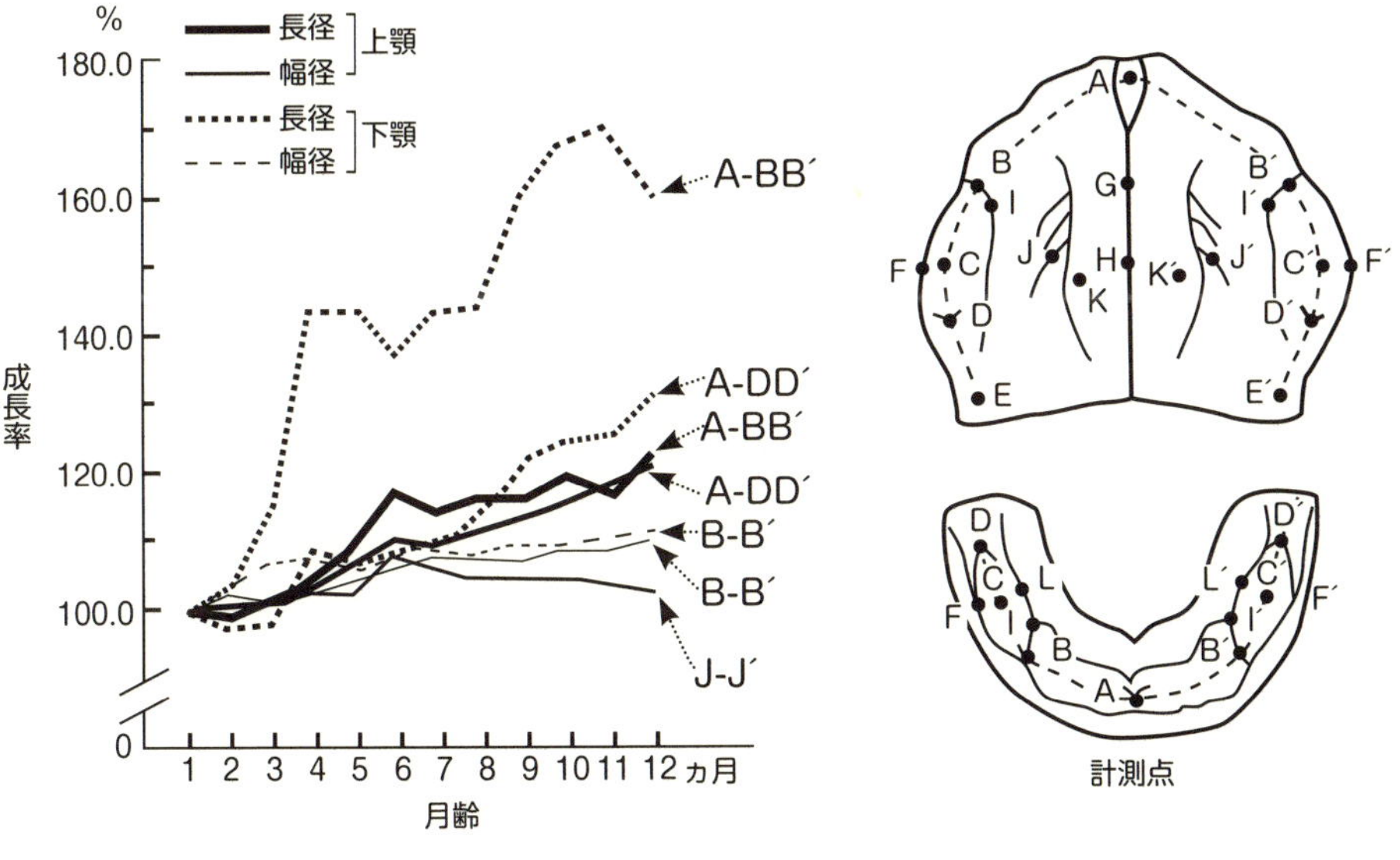

図1－1：乳児期の歯槽長径および幅径の成長率の経時的変化

湖城秀久：乳児の歯列の成長発育に関する研究、小児歯科学雑誌、26：112～130、1988.

ください。4か月頃になると、大脳の発達や指しゃぶりなどによる口遊びによって哺乳反射が徐々に減弱してきて、口は随意的な動きを獲得してきます。

ゆったりと授乳できる環境を確保して、テレビやスマートフォンなどを見ながらの「ながら授乳」は避けたいものです。また、遊び飲みに関しては、遊び飲みをする中で、まなざしを交わしたり、子どもの声に応じてやりとりしたりすることが、母と子の愛着関係を育てる面で大切なことを保護者に伝えてほしいと思います。

5〜6か月頃

口の中はこんなふう――5〜6か月頃の歯・口の発育

5〜6か月ぐらいになり首が座って座位が取れるようになると、頭部をコントロールすることができるようになります。すると、口や喉の周りの筋肉を動かしやすくなります。これは、離乳の前提となる発育の一つです。

上あごにはまだ少しくぼみが残っているものの、傍歯槽堤《ぼうしそうてい》の周りの軟組織が大分そげてきます。舌がしっかりと動くことによって、このあたりの軟組織が少しずつ減ってくるので、吸啜窩が不明瞭になり、徐々に平坦になってくるわけです（写真1-3）。口の中に吸吸窩がいつまでも残っていると、離乳食を食べる時に舌を使って食べものを移動させることがうまくできないので、ここにたまってしまいます。少しずつ上あごが平坦になってくるという形の変化は、実は食べものをとどこおりなく喉のほうへ送り込むためには、とても重要な変化です。

下あごも成長してきて、歯槽弓《しそうきゅう》と呼ばれるアーチが広がってきます。すると、舌が口の中に収まりやすくなるので、口が閉じやすくなります。そして、そろそろ下の前歯（下顎乳中切《かがくにゅうちゅうせつ》歯《し》）が生え始める子が出てきます。前歯が生えると、その前歯で前のほうに出ようとする舌を止めやすくなります。

できること、手伝ってほしいこと

——5〜6か月頃の機能の発達と支援

5〜6か月頃は、捕食《ほしょく》・嚥下《えんげ》機能の獲得期です。この時期になると、哺乳反射や舌挺出反射が徐々に消失し、スプーンから唇で食べものを取り込むこと（口唇での捕食）ができるようになります。さらに、口を閉じて下唇で舌を制御しながら、取り

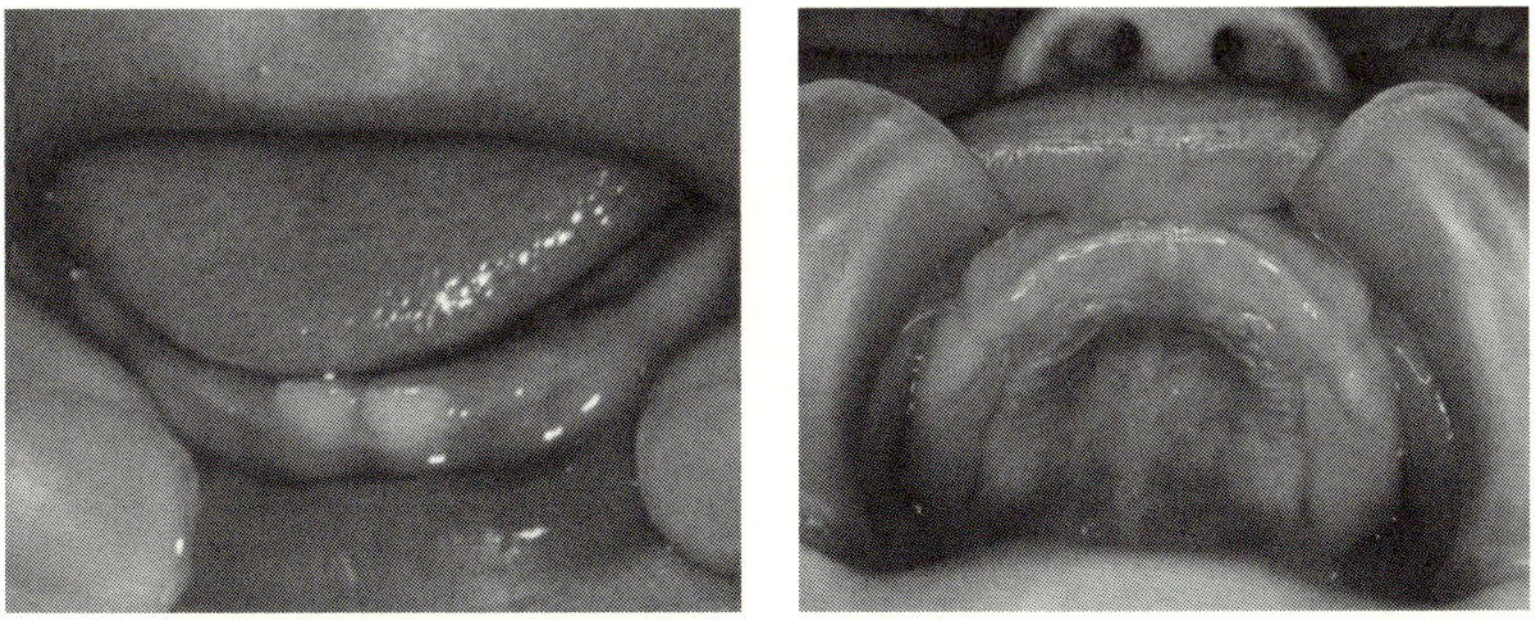

写真1－3：生後6か月児の口腔内
下あごの成長により舌が口の中に収まりやすくなり、下顎乳中切歯が生え始め（左図）、上顎口蓋部も吸啜窩がやや不明瞭になる（右図）。

込んだ食べものを舌で喉のほうへ送り（移送）、口を閉じたままゴックンと飲み込むこともできるようになります。これがいわゆる大人のタイプの飲み込み方で、成熟嚥下《せいじゅくえんげ》と言います。

この頃は、なめらかなペースト状の食べもので口唇での捕食や成熟嚥下をうながしていくことが重要です。ですから、ごはんでも、野菜でも、魚でも、豆腐でも、すべてなめらかなペースト状にして、処理せずにそのまま飲み込むことができる形にします。

介助する時のポイントは、平らに近いスプーンに食べものをのせ、そのスプーンを下唇の上に置いて、上唇で食べものを取り込むのを少し待つことです。こうすると、上唇を使って食べものを取り込む練習ができます。食べものを取り込むためには、上唇の動きがとても重要なのです。唇のところで待つのではなく口の中に入れてしまったほうが、食べものをこぼすことも少なく、きれいに食べてもらえますが、そうすると唇による捕食の動きがなかなかじょうずになりません。

話が脇道にそれますが、「なめらかなペースト状」のことを、昔は「ドロドロ、ベタベタ」と表現していました。これはあまりきれいな表現ではないということで、「なめらかなペースト状」という表現になったのですが、「ドロドロ、ベタベタ」という表現には意味があります。「ドロドロ」は少し水分が多い状態を表しています。水分が多いと、少し口を傾ければ自然に喉のほうへ流れていきます。ですから、舌がまだじょうずに使えない赤ちゃんに離乳食を与える時は、少し後傾させた姿勢にします。すると、赤ちゃんが口を閉じるだけで、ドロドロの食べものが自然に喉のほうへ流れていくわけです。つまり、まずは口を閉じただけで喉のほうに送られやすいドロドロ状の食べものを、舌で送り込んで飲み込むことを覚えるのです。「ベタベタ」は、ドロドロより少し水分が少ないジャムのような状態のことです。ベタベタ状の食べものは、舌を使ってしっかりと喉のほうへ送り込まないと処理が難しくなります。このように、「ドロドロ、ベタベタ」は、「ドロドロからベタベタへ」というステップがあることを示しているわけです。これは表現上の問題ですが、私は「ドロドロ、ベタベタ」のほうが意味のある表現だと思います。

7～8か月頃

口の中はこんなふう——7～8か月頃の歯・口の発育

7～8か月ぐらいになると、下の歯に続いて上の歯も生えてきます（写真1-4）。上下の歯が生えると、口を閉じた時に舌が前方に出ないように、歯がしっかりガードできるようになります。このため、食べものを取り込んだあとに口を閉じていることがしやすくなってきます。すると成熟嚥下もじょうずになりますし、舌を使って食べものを押しつぶす動きも獲得しやすくなります。

できること、手伝ってほしいこと
——7~8か月頃の機能の発達と支援

7~8か月頃は、押しつぶし機能の獲得期です。歯が生える時には歯槽骨《しそうこつ》という歯を支える骨も成長します。歯を支える骨が成長すると上下のあごの高さが増し、あごの高さが増すと口の中の容積が広がります。口の中の容積が広がった結果、舌が上下に動きやすくなるのです。口の中が舌でいっぱいの新生児の時には、舌は前方への動きが主でしたが、口の中の容積が広がってくると舌は上下へも動きやすくなります[4]。そうすると、舌を使って形のあるものを押しつぶす動きにつながってきます。

　こうして7~8か月ぐらいになると、舌で食べものを上あごの口蓋《こうがい》に押しつけてつぶし、つぶしたものを舌で集めて喉のほうへ送り、飲み込む動きを獲得していきます。ですから、5倍がゆや、パンがゆ、豆腐、軟らかく茹でた野菜、ほぐし

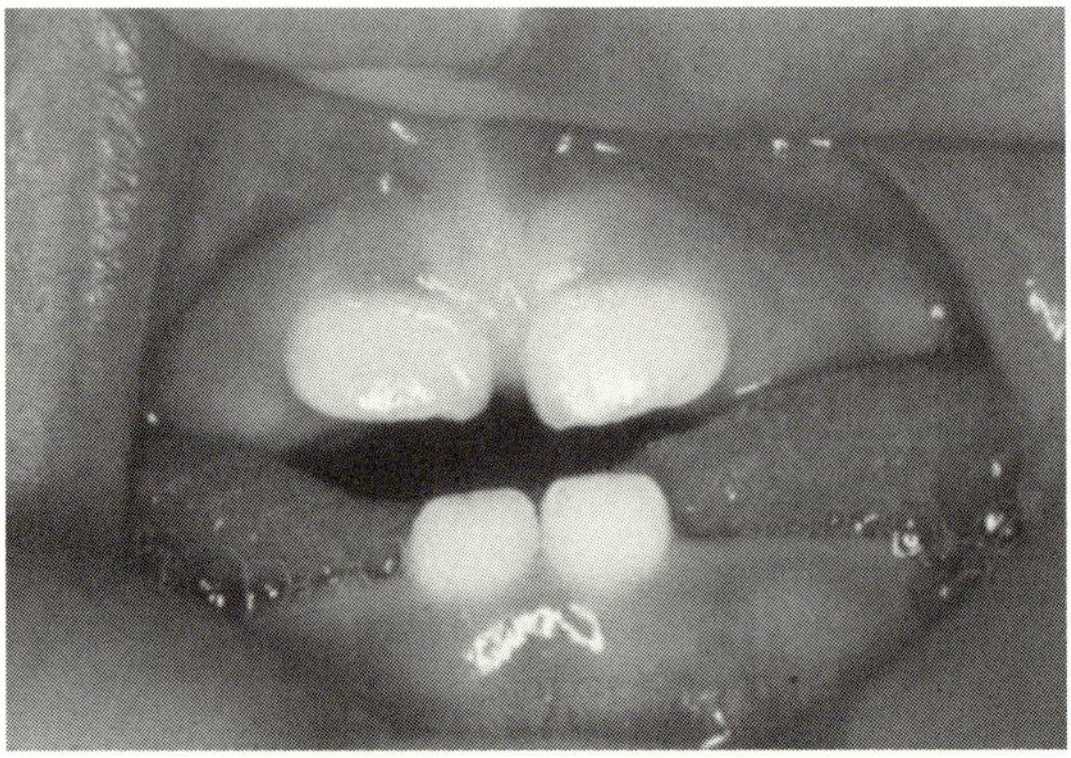

写真1－4：生後8か月児の口腔内
上下の乳中切歯が生えてくるため、口唇と舌の動きが分離しやすくなる。

てとろみをつけた煮魚といった舌でつぶしやすいかたさの食べもので、この動きを引き出してほしいと思います。

この頃は、食べものの大きさやかたさを舌で上あごに押しつけながら感知するのですが、上あごはあまり感覚が鋭くありませんから、主に舌で感知します。舌は前方のほうが感知の力がすぐれているので、前方部で食べものを取り込ませましょう。上あごを舌でなめてみると前方にひだがあることがわかると思いますが、舌はこの上あごのひだ（口蓋皺襞《こうがいすうへき》）のところで食べものを押しつぶします。ここで押しつぶすと、とてもつぶしやすいのです。こぼさないようにとつい奥のほうにスプーンを入れがちですが、舌の前方部で食べものを取り込ませてあげることが介助のポイントです。

9～11か月頃

口の中はこんなふう――9～11か月頃の歯・口の発育

9～11か月くらいになると、上下4本ずつ、計8本の前歯が生えそろいます。さらに最初に生えてくる奥歯（1歳2～3か月くらいで生える）の部分の歯茎がふくらみを持ち始め、幅も広がってきます（写真1－5）。奥歯が生えるための準備として骨が成長してくるわけです。乳歯が生えたばかりの時だと歯茎が細く、その上に食べものを持っていっても、すべってしまってじょうずに上下の歯茎でつぶすことができません。けれども、この時期になって歯茎にふくらみが出て幅も広くなると、歯茎で食べものを噛みつぶすことができるようになってきます。

できること、手伝ってほしいこと
――9～11か月頃の機能の発達と支援

9～11か月頃は、すりつぶし機能獲得期です。上下の歯が8本生えてくると、前歯を使って噛み取ることも少しずつできてきますし、ふくらんできた奥の歯茎で噛みつぶすこともできるようになります。取り込んだ食べものは、舌でつぶせればそのまま喉へ送り込み、少し硬いものだったら舌で歯茎の上へ運んで上下の歯茎ですりつぶすようになるわけです。

ただ、舌でつぶせないと感じる食べものは、最初は口から出してしまうでしょう。けれども、だんだん賢くなってくると、「ちょっと歯茎のほうに送ってみようかな」と舌で食べ

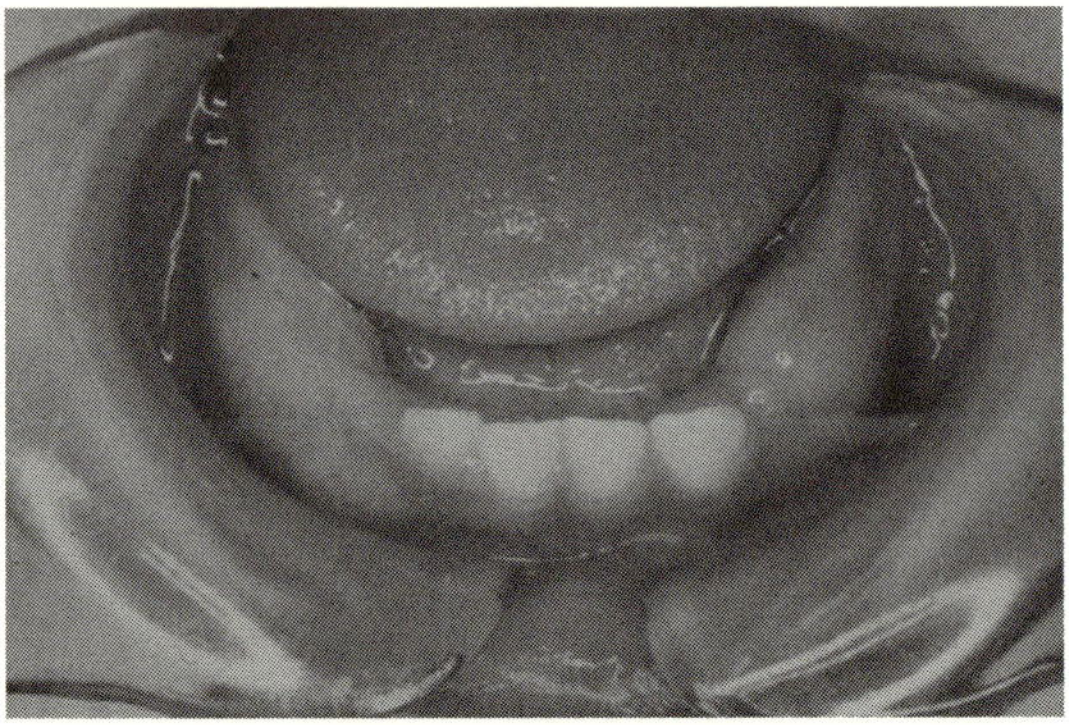

写真1－5：生後11か月児の口腔内
乳切歯が8本生えそろい、奥の歯茎のふくらみも出てくる。

ものを歯茎の上へ送り、上下の歯茎でつぶせたら、それをもう一度舌で集めて飲み込むようになります。こうして「あっ、つぶせた。食べられた！」という経験を積んでいくわけですが、この段階はとても個人差が大きいです。すぐできてしまう勘のよい子と、なかなかできない子が出てきます。5～3倍がゆ、軟らかいパン、軟らかく茹でた野菜、肉団子、加熱した魚など、歯茎でつぶせるぐらいのかたさの食べもので少しずつ試しながら、子どもの食べる力を伸ばしていきましょう。そのためには、歯茎にのせやすい形の食べもので、つぶす動きをうながす支援を行うとよいと思います。丸くコロコロした形のものはうまく歯茎の上に持っていくのが難しいので、避けたほうがよいでしょう。

食べることとは違いますが、上下の前歯が生えてくると、子どもは指しゃぶりではなく、何でも噛もうとする噛み遊びを始めます。年齢が高くなっていても噛み遊びを続けていては困りますが、この時期の噛み遊びは、いろいろなものを噛みながら、そのもののかたさや自分の噛む力を確かめているところがあります。前歯でキリキリッと歯ぎしりをする子どもも見られますが、これも上下の歯を噛み合わせて、その力加減を試しているところがあると考えられます。ですから、上下の前歯が生えてきた1歳くらいの時に、お母さんから「急に歯ぎしりするようになったんですけど」、「おもちゃとか、何でも噛んでしまって」といった質問を受けることがありますが、これは発達の一つの時期なので、あまり心配はいりません。もちろん、危ないものは避けてもらう必要がありますが、安全なおもちゃなどで噛み遊びを十分にやらせてほしいと思います。

心も体も育てる手づかみ食べ

ある程度のかたさがあるものを食べられるようになってくると、自分で食べる行動も出てきます。手で持てるかたさのものが食べられるようになり、成熟嚥下や噛みつぶしがじょうずになったら、自分で食べる行動を引き出していきましょう。一番簡単なのは、手づかみ食べです。今は「授乳・離乳の支援ガイド」(厚生労働省、２００７年)などにも手づかみ食べのことが載っていますから、まず手づかみ食べの練習をしてほしいと思います。

スプーンやフォークといった食具は、操るのに技術がいります。すくうことや突き刺すことはある程度できても、それをじょうずに支えて口へ持ってくるのが難しいのです。特に、スプーンはすくったものをこぼさずに口へ持ってくるのが難しいので口で迎えにいってしまいますから、食器に口のほうを近づける食べ方になりがちです。ですから、まず手づかみで食べものを口へ持ってくる動きを練習して手と口の協調的な動きを育て、それがじょうずになったらスプーンやフォークを使ったほうが、かえってスプーンやフォークをうまく操れるようになります。

もう一つ、食べさせてもらっていた立場から自分で食べる立場になった時、自分で手を出していくことが、自分で食べる意欲を育てる(自食行動を育てる)面で非常に重要だと考えられています。手づかみ食べは本人もやりやすい行動なので、自食行動を育てるための最初の取り組みとして最適です。

さらに、自分に合ったひと口量を覚える面でも、手づかみ食べの役割は重要です。スプーンやフォークを使うと、もう口へ持っていった時にひと口量になっています。一方、少し大きめの食べものを自分の手で口へ持ってきて前歯で噛み取る手づかみ食べなら、自分でひと口量を調節することを覚えることができます。このような手づかみ食べの大切さも、頭に入れておいてほしいと思います。

テーブルや椅子を使う時の姿勢にも配慮して

自分で食べる機会が増えてくると、食べる時の姿勢も重要になってきます。うまく食べるためには、上半身が安定して手がじょうずに使えなければいけませんから、テーブルの高さや足の状態、食べる時の首の角度を見て、調整することが大切です。

まず、テーブルの高さは、高すぎると肘が上がってしまい手が自由に動きづらくなりますし、低すぎると背中が曲がってしまうので、テーブルに腕をのせた時に肘が直角に曲がるぐらいが一番望ましい角度です。

足は、足の裏が床につかずブラブラしている状態だと、やはり上半身が安定しません。深く腰かけた時に膝が直角に曲がり、足の裏がしっかりと床についているのが望ましい状態です。椅子やテーブルの高さを調節するのはなかなか難しいので、足がブラブラしないように台を置いて調節するとよいでしょう。台は分厚い電話帳のようなものを積み重ねたものでもよいと思います。足の裏をしっかり床や台につけて、上半身を安定させてください。

食べる時の首の角度は、離乳の最初の頃は食べものが流れ込みやすいということから少し後傾の角度がよいと述べましたが、自食をするようになったら、上半身をまっすぐにして、あごを少し引き、首がうつむき加減になったほうが喉の周りの筋肉があまり緊張しないので、じょうずに飲み込んだり、あごを動かしたりしやすくなります。上向き加減になると、喉の周りの筋肉が緊張して、噛んだり、飲み込んだりするのが難しくなりやすい傾向があるので、うつむき加減を目安にしてほしいと思います。

スプーンや箸を使えるようになるのはいつ?――手と口の協調運動の育ち方

手と口の協調運動が、どのように育っていくかを見てみましょう。

胎生16週ぐらいに、胎児期の手と口の協調のメインである指しゃぶりが見られます。

生後2～3か月頃には、指しゃぶりや手しゃぶりがさかんになります。これが、出生後の手と口の協調の動きが育つ第一歩というわけです。

4～5か月頃には、おもちゃなどをなめしゃぶるようになります。

10か月頃になって離乳食が手で持てるかたさの食べものの段階に入ると、手づかみ食べができるようになってきます。

1歳近くになると前歯が上下4本ずつ生えてくるので、手づかみ食べと同時に前歯でのかじり取りを覚えます。

離乳完了ぐらいの時期になるとスプーンやフォークを使用し始め、自分で食べる意欲を育てていくことになります。

食具にはスプーンやフォークのほかに箸がありますが、箸を操るのは3歳ぐらいにならないと難しいと思います。1～2歳の子どもに箸を与えても、突き刺す、あるいはかき込むような食べ方になってしまいます。本当にじょうずに箸を使えるようになるのは4～5歳ですが、少しずつ練習すれば3歳くらいから箸を使用できるようになるでしょう。

離乳の考え方と進め方

離乳はいつ始めて、いつ終わる?――離乳開始と完了の時期

1歳3～4か月ぐらいで、第一乳臼歯《にゅうきゅうし》と呼ばれる最初の奥歯が生えてきます。この奥歯が生えると、前歯を使って噛み取り、奥歯を使って噛みつぶすという歯を使った咀嚼《そしゃく》がだんだんできるようになります。すると、多少かたさのあるものも食べられるようになるので食品の幅が広がり、三回の食事で必要な栄養がほぼとれるようになります。そうなると、離乳がそろそろ完了を迎える段階です。ただし、まだ家族と同じ食事は難しい状態なので、「〈離乳の完了＝大人と同じ食事〉ではない」ことに注意してほしいと思います。離乳完了の目安には少々幅があり、12～18か月となっています。この時期には、手づかみ食べからスプーンやフォークの使用に移行して、自分で食事がとれるようにもなります。

ここで、離乳の開始・完了の時期について述べておきましょう。最初に「離乳の基本」（厚生省、1980年）ができた時は、「開始＝満5か月、完了＝満12か月」ときっぱりした数字を出していましたが、きっぱりしすぎていて、子どもの実情にはそぐわないところがありました。離乳完了が12か月といっても、12か月ではほとんどの子どもで乳歯の奥歯が生えていませんから、形のあるものをしっかり食べるのはまだ難しいのです。

次の「改定　離乳の基本」（厚生省、1995年）では、開始は「5か月になった頃」とあまり変わりませんでしたが、完了は「12～15か月頃（遅くとも18か月頃まで）」と幅が出ました。12～15か月とは、最初の奥歯である第一乳臼歯が生えてくる時期です。

そして2007年の「授乳・離乳の支援ガイド」では、「開始＝5～6か月頃、完了＝12～18か月頃」となりました。開始・完了の時期に幅を持たせていることがわかります。特に、完了に12～18か月と幅を持たせたのは、乳歯の奥歯が生える時期はとても個人差がある、上下の奥歯が生えればすぐにしっかり噛めるようになるわけではない、といったことがあるからです。試行錯誤しながらいろいろな食べものを噛み、噛み具合を確かめつつ処理していく段階ですから、奥歯が生えてから少し時間がたたないと噛むことに習熟しないということで、完了に12～18か月という幅を持たせ、さらに「咀嚼の機能は奥歯が生えるにともない3歳頃までに獲得される」と付記するようになったのです。2歳6か月～3歳くらいになると、一番奥の第二乳臼歯と呼ばれる奥歯が生えて噛み合ってきます。この第二乳臼歯が噛み合うまでは咀嚼機能が充実しないということで、付記が加えられたのではないかと思います。「授乳・離乳の支援ガイド」の離乳完了についてのコメントは、かなり歯の発育を考えたものになっています。

離乳期に必要な食べもののかたさへの配慮

図1−2は、昭和大学の口腔《こうくう》衛生の先生達が、離乳の各時期の子どもにいろいろなかたさの被験食品を与え、どのぐらいあごを動かさないと食べられなかったかを調べた結果です[5]。

被験食品A（離乳初期食から中期食のかたさ）だと、離乳中期以降の子ならば何回か口を動かせば食べられましたが、初期の子だとかなり試行錯誤して口を動かさないと食べられませんでした。

被験食品B（離乳中期食のかたさ）では、離乳初期から中期までの子は回数が多くなりますが、もう少し時期を経た子だとあごを動かす回数がわりと少なくても食べられました。

被験食品C（離乳後期食のかたさに近い食べもの）だと、離乳初期の子は食べられずに口から出してしまいますし、中期くらいの子でもかなり回数がかかりました。

そして、被験食品D（離乳後期食よりかたい食べもの）だと、離乳初期の子はまったく食べられず、中期の子もかなり多くの回数あごを動かさないと食べられませんでした。

このように、食べもののかたさによって、あごの運動回数、あるいは咀嚼の動きの回数が大分変わってきます。ですから、食べもののかたさは離乳の時期にはとても配慮が必要な要素だと言えます。

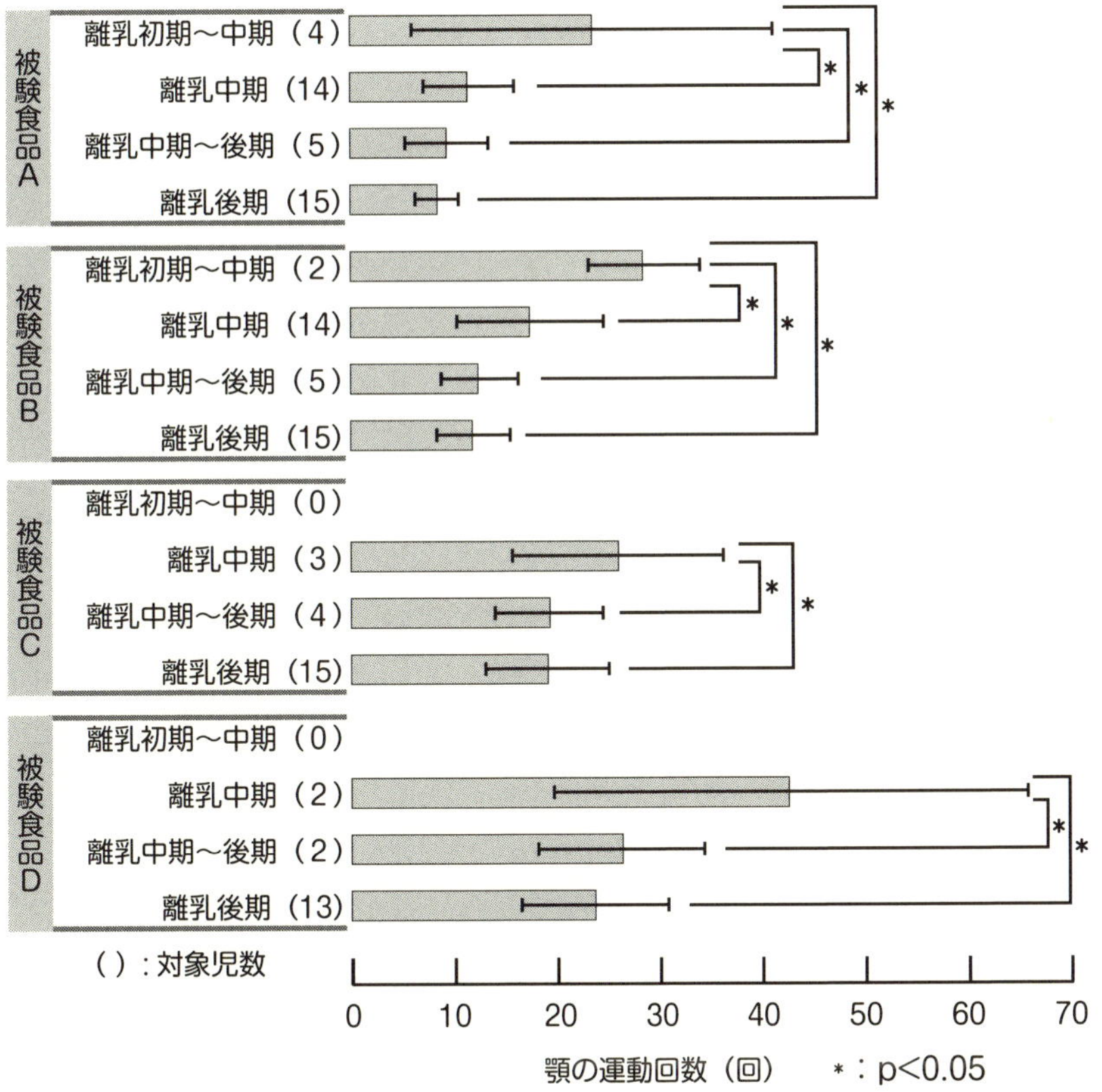

図1－2：食品のかたさの違いによる顎の運動回数の変移

大河内昌子、向井美惠：乳児用食品の物性基準の適正評価～第１報　固形物の固さについて～、小児歯科学雑誌、41：224～231、2003

できること、手伝ってほしいこと――離乳期の機能の発達と支援

離乳期は、口の機能の発達面からも離乳開始の目安を見ていくことと、口の発育や動きに合わせて離乳を進めることが重要です。

歯の生え方には、かなり個人差があります。早い子では4か月ぐらいで乳歯が生え始めるのに、1歳ぐらいでやっと乳歯が生えてくる子もいます。このぐらい幅がありますが、これはいずれも正常の範囲内です。ただし、1歳を過ぎても乳歯が全然生えてこない場合は歯科医に相談してください。

また、1歳ぐらいで乳歯が生え始めるのは正常範囲内ではありますが、その時のあごは6か月で乳歯が生えてきた子と同じような形をしています。まだ奥歯のふくらみも全然出ていませんから、奥の歯茎で噛みつぶす食べものはうまく処理できません。ですから、歯の生え方が遅い子どもは、離乳開始を遅くする必要はありませんが、食形態のステップアップをゆっくりめにしたほうがよいでしょう。特に、歯茎でつぶす食べ方は、1歳でやっと乳歯が生えてきた子どもには難しいので、歯茎の状態などを見てあげながらステップアップするとよいと思います。

一方、4か月くらいで乳歯が生えてきた場合に離乳開始を早めるかというと、その必要はないかと思います。哺乳反射や舌挺出反射はまだ残存していることが多いので、通常の

5〜6か月に始めたほうが無理がないでしょう。

それから、子どもに食べる量を強いると食欲を低下させてしまうので、無理強いはしないようにしましょう。離乳食のステップアップは少しずつ行っていけばよいですし、栄養面ではまだミルクや母乳で補えばよいものなので、あまり食べる量にこだわらなくても大丈夫です。

手づかみ食べを積極的に取り入れて、自分で食べたいという気持ちや食べる意欲を育てるのも、とても重要なことです。

歯科からのアドバイス

指しゃぶりなどのしゃぶる行為は手と口の協調的な動きを育てる面で重要なので、乳児期から幼児期前半ぐらいでの指しゃぶりは見守ってほしいと思います。

気をつけてほしいのは、糖分摂取です。「離乳食は薄味」と言われているように、この時期は薄味で味覚を育てることが重要です。早くから甘味嗜好をつけないように気をつけてください。少し前までは離乳開始時には果汁を与えなさいとよく言われていましたが、最近、果汁は特に推奨されていません。推奨されなくなったのは、一つには果物のアレルギーの子どもがいるということがありますし、果汁には甘味があるためにミルクの飲みや離乳食の食べが悪くなることが危惧されるという面もあるからです。

乳歯の生え方や歯茎の形、唇や舌の動きをよく観察して離乳を進めていくこと、上下の前歯が生えてきたら前歯で噛み取る食べ方を練習させて自分に合ったひと口量を覚えていくことも重要だと思います。

幼児期前半（1~2歳代）

口の中はこんなふう——幼児期前半の歯・口の発育

第一乳臼歯と呼ばれる最初の奥歯が生える1歳3~4か月になると、歯を使って噛むことを覚えていきます（写真1-6）。ただ、第一乳臼歯は噛む面が小さく、噛む力がまだ弱いので、うまく噛めない食品も結構あります。第一乳臼歯の奥に第二乳臼歯と呼ばれる噛む面の大きな歯が生えてくると噛む力も高まるため大人に近い食事がとれるようになるのですが、この歯が生え、乳歯の噛み合わせが完成するのは大体3歳以降です。1歳過ぎくらいの第一乳臼歯だけの段階では、まだ食べられるも

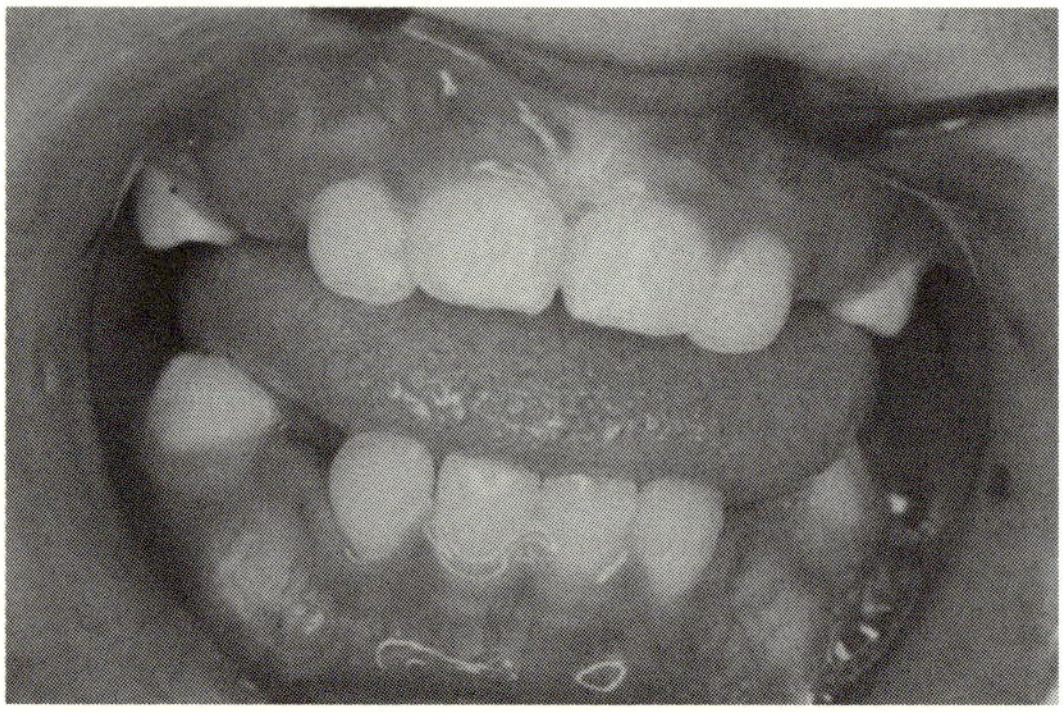

写真1-6：1歳代前半の小児の口腔内
上下の第一乳臼歯が生え始めて、奥歯で噛めるようになる。

のが限られています。

1歳6か月くらいになると乳犬歯《にゅうけんし》が生えて、乳歯が上下8本ずつ、計16本そろう子が多くなります（写真1−7）。

できること、手伝ってほしいこと
――幼児期前半の機能の発達と支援

奥歯が生えてきて、「前歯で噛み切り、奥歯で噛みつぶす」という歯を使った咀嚼が徐々に可能になりますから、食べられる食品の幅も広がってきます。1歳6か月を過ぎると、奥歯で噛むことにもだんだん慣れてきますが、第一乳臼歯だけではすりつぶすことはまだうまくできません。

幼児期前半の食育支援では、歯を使った咀嚼の発達をうながすことが重要になってきます。一方で、この時期には、まだ噛みごたえということはあまり考えないほうがよいと思います。まずは噛みやすい食品で、食べる力を育てていきましょう。まだ大人と同じ食事は難しい状況ですから、噛みつぶす程度でまとまりやすい食材を選ぶとよいと思います。卵焼き、コロッケ、

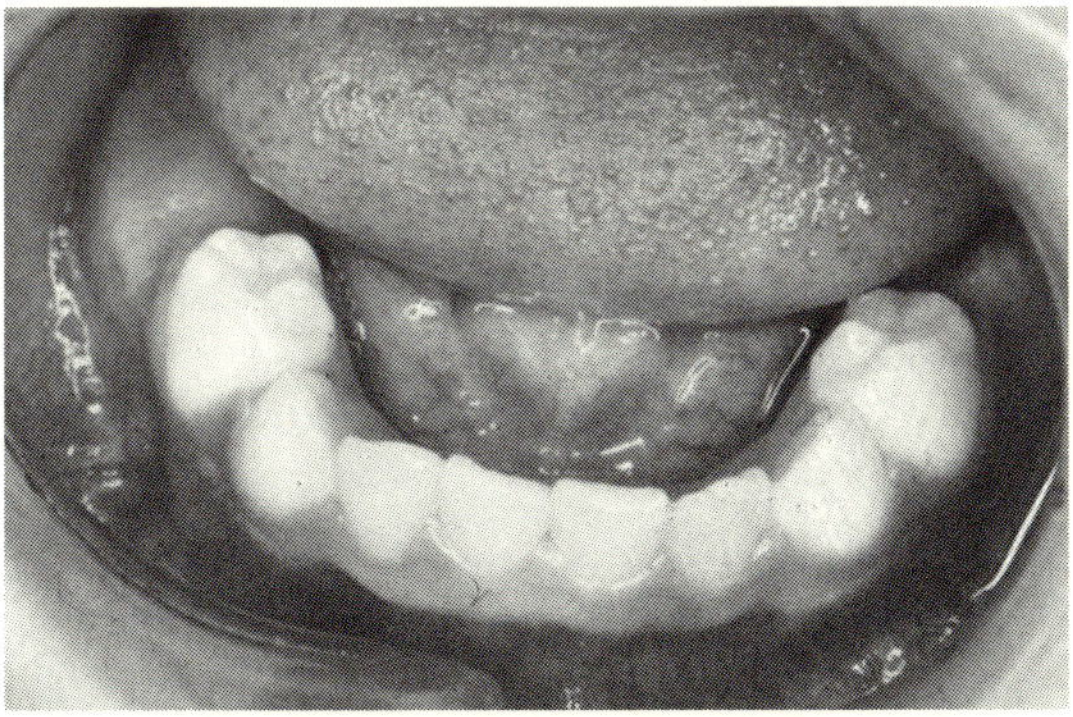

写真1－7：1歳代後半の小児の口腔内
上下の乳犬歯が生え、乳歯が16本生えそろう。

肉団子といったものだとじょうずに食べられます。ただ、口の機能にぴったりの食材を用意するのはなかなか難しいので、うまく食べられないものは少し時間をかけて練習していくという気持ちで対応していくとよいと思います。

手づかみ食べから、だんだんにスプーンやフォークの使用へと移行していって、手と口の協調動作を育てることも大切です。

歯を使った咀嚼や手と口の協調動作の発達をうながすためには、やはり運動や遊びを含めた日々の生活リズムが重要になります。ちゃんと動いておなかがすく、ある程度食事の規則性がある、十分に睡眠をとる、というふうに生活リズムを整えていきましょう。

また、この時期に糖分の多い食べものをとり始めると、いわゆるむし歯菌であるミュータンス菌が口の中に定着しやすくなります。ミュータンス菌は、1歳6か月～2歳代ぐらいで定着が起こりやすいと言われています。ちょうどこの時期に奥歯が生えていろいろなものが食べられるようになるため、糖分の多いものを食べる機会も増えてきてミュータンス菌の定着が起こりやすくなるので、注意してください。

1～2歳代の子どもが食べにくい食品

幼児期前半にはまだ噛む力も弱いので、うまく噛めない食品もかなりあります。「小児科と小児歯科の保健検討委員会」が調べた1～2歳代では処理しにくい食べものには、次のようなものが挙げられています。[6]

●薄くぺらぺらしたもの（レタス、わかめなど）
●硬く噛みにくいもの（かたまり肉、イカ、生野菜など）
●弾力性の強いもの（かまぼこ、こんにゃく、きのこなど）
●口の中で散らばってしまい、まとまりにくいもの（ブロッコリー、ひき肉など）
●皮が口に残るもの（豆、ミニトマトなど）

ただ、ブロッコリーなら軟らかく茹でてマヨネーズで和えたり、ひき肉なら肉団子のような形にしたりすると、食べやすくなります。豆やミニトマトは、第一乳臼歯だけだと皮を噛んだ時にツルッとすべって食べにくいのです。もしも、ツルッとすべって喉のほうへ行ってしまうと気道閉塞《きどうへいそく》などの原因になりますから、このような食品には注意が必要です。豆やミニトマトのほかにも、昔から危ないと言われていた、あめやピーナッツ、丸くてすべりやすいお団子といったものには、やはり窒息事故に対する注意が必要です。

そのほか、すりつぶさないといけない食べものも、まだうまく処理できません。

「共食」で食べる意欲と食行動を育てる

もう一つ、家族や友達と共に食べること（共食）も大切です。今まで食べたことのない食べものが目の前にあっても、子どもはそれが食べものかどうかもわかりませんし、食べものだとわかったとしても、どう食べればいいのかわかりません。もし、一人だけで食べていたなら、子どもは食べたことのないものにはなかなか手を出さないでしょう。けれども、家族と一緒に食べていて、親や兄弟姉妹が食べていたら、食べものだということもわかり、食べ方もまねすることができますから、「ちょっと手を出して食べてみようかな」という気になります。新しいものを食べるためにも、周りの人と一緒に食べるという状況が大事です。共に食べることで、子どもの食欲や食行動は育てられていくのです。

歯科からのアドバイス

幼児期前半の支援に関して、歯科からアドバイスしたいことがいくつかあります。

まず、乳歯の生え方や噛む力に合った食事で咀嚼を育ててほしいと思います。食形態が子どもに合っていない食事だと、じょうずに食べられずにためてしまう、丸飲みしてしまうといった食べ方の問題につながる可能性が出てきてしまいます。

そして、家族と一緒の食卓で、食べ方や新しい食材を学び、よく噛んで味わって食べることを覚えてほしいと思います。

また、手づかみ食べのところで述べたように、ちょっと大きめの食べものを前歯で噛み取って口の前方で取り込み、自分に合ったひと口量を覚えることも大切です。丸飲みや詰め込み食べをする子どもは、年齢が高くなっても窒息事故などを起こしやすいので、事故防止の面からも自分に合ったひと口量を覚えることは重要なのです。前歯で噛み取る時には食べもののかたさがわかりますし、口に入れば舌と上あごでも大きさやかたさがわかるわけです。そこで食べものをどう処理するかと考えるので、脳も働かせます。自分に合ったひと口量を覚え、それをどのように処理するかを覚えることは、自分で確かめながら食べることを身につけていくことでもあるので、とても重要だと思います。

幼児期後半（3～5歳代）

口の中はこんなふう――幼児期後半の歯・口の発育

一番奥の第二乳臼歯は2歳過ぎぐらいに生え、3歳ぐらいになると上下に10本ずつ、計20本の乳歯が生えそろい、乳歯の噛み合わせ（乳《にゅう》歯列咬合《しれつこうごう》）が完成します（写真1–8）。一番奥に生えてくる第二乳臼歯は噛む面の大きな歯なので、この歯が上下噛み合うことで咀嚼の力が増します。大人の噛む力の約半分まで噛む力が発達してくるので、

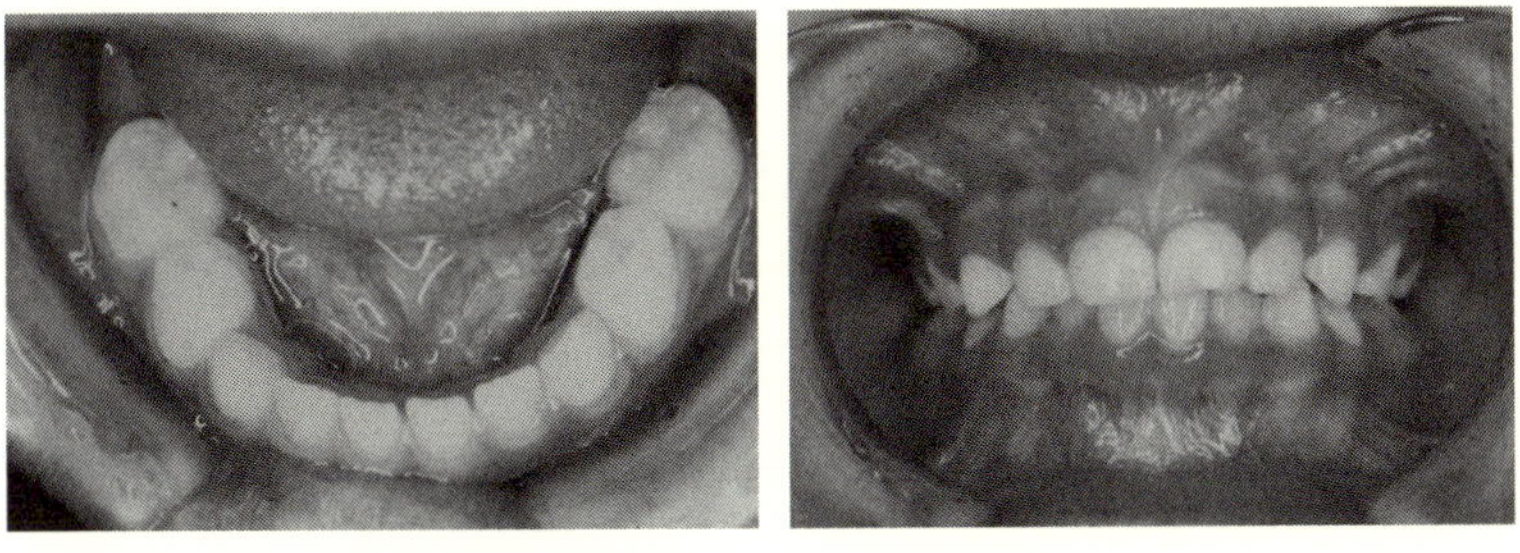

写真1－8：3歳児の口腔内
噛む面の大きな第二乳臼歯が生えてきて（左図）、乳歯が20本生えそろい、乳歯列咬合が完成する（右図）。

すりつぶすことができるようになるなど、咀嚼機能がどんどん充実していきます。ここから6歳ぐらいになって永久歯が生えてくるまで、つまり3～5歳ぐらいまでは、口の中に大きな変化はありません。

いろいろな困った食べ方――幼児期の食の問題

では、幼児期の食の問題にはどのようなものがあるでしょうか。幼児期に見られやすい問題としては、次のようなものが挙げられます。

- 大きいものや硬いものをいやがる
- 遊び食べをする
- 食べる意欲がない
- 食べものをあまり噛まない
- 食べものを口の中にためて飲み込まない
- 食べものを丸飲みする
- チュチュ食べをする

低年齢のうちはうまく食べられないといった機能的に未発達な部分で問題が出やすいのですが、3歳を過ぎて基本的な食べる機能が完成したあとでも、このような食べ方の問題が出てきます。

図1-3、1-4は東京都内の某保健所のデータですが、これを見ると、3歳児の遊び食べは、「よくある」が25パーセント、「時々ある」が60パーセント、「ほとんどない」が15パーセントになっています。3歳児のためる食べ方は、「ほとんどない」が50パーセントを占めていますが、「時々ある」が41パーセントであり、「よくある」も9パーセントでした。ためる食べ方は、むし歯が生じやすかったり、口腔の機能に問題が見られることがあるので、歯科的にも問題です。また、年齢が高くなると食欲と関連することが多くなるので、ためる食べ方をする子には

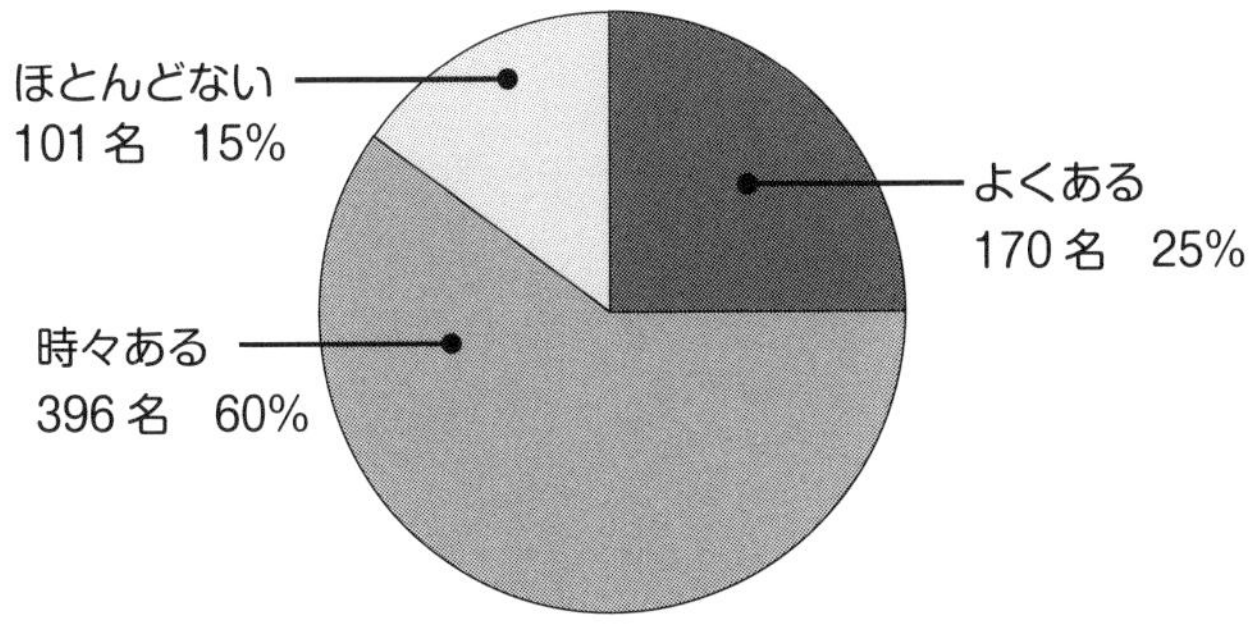

図1－3：3歳児の食の問題～遊び食べ～

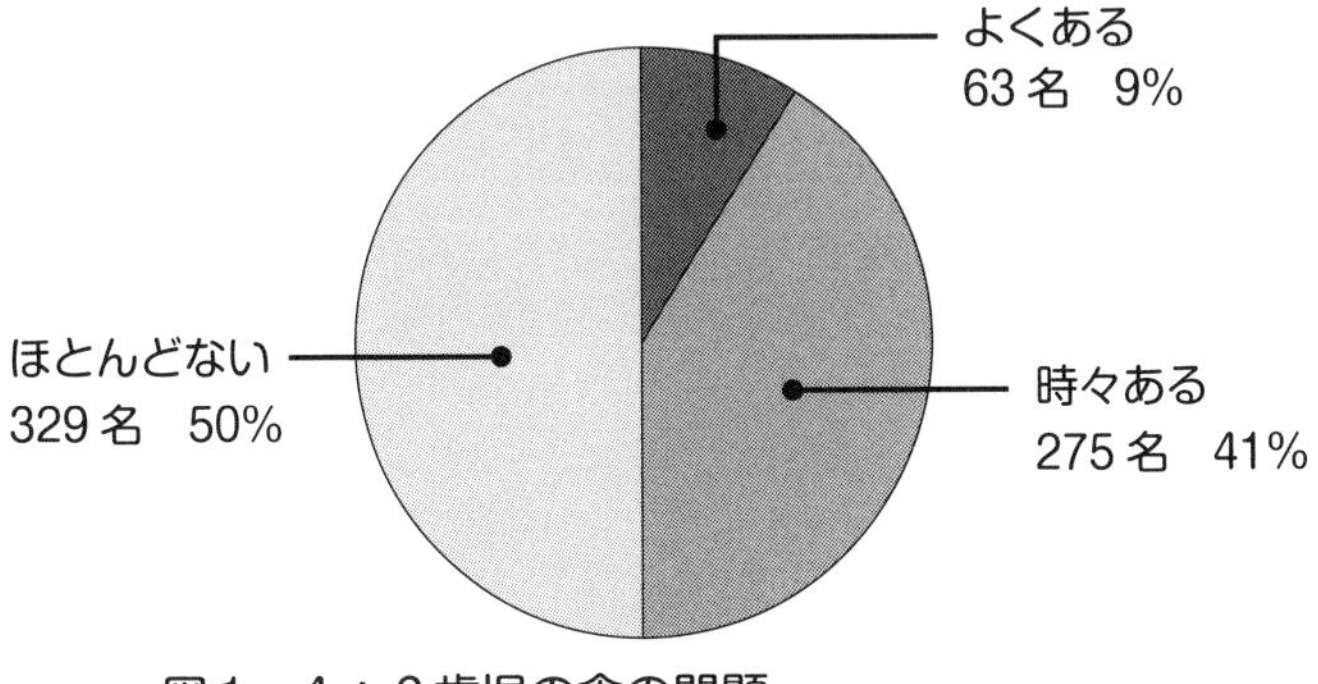

図1－4：3歳児の食の問題
～食物の貯留（ためる食べ方）～

何らかのアプローチをしていくことが重要だと思います。

図1－5は、1歳代と3歳時点のためる食べ方の関係を示したもので、1歳代にためる食べ方があった子が、3歳になった時にためる食べ方があったかどうかを見たものです。全体的には、1歳代に「よくあった」子は3歳でも半数ぐらいが「よくあった」と答え、1歳代に「ほとんどなかった」子は3歳でも70パーセント近くが「ほとんどなかった」という状況です。けれども、1歳代に「時々あった」子や「ほとんどなかった」子でも、3歳なって、ためる食べ方が「よくあった・時々あった」になった子が、半分以上や3分の1くらいはいるわけです。年齢によってためる原因も変わってくるものと考えられます。

次に、愛知学院大学の村上多恵子先生達が、保育園に通う幼児の食べ方について調査を行った結果[7]を見てみたいと思います。

口にためたまま飲み込まない子の特徴には、次のようなものがありました。

- 活気がない
- 疲れやすい
- 新しいことになじみにくい

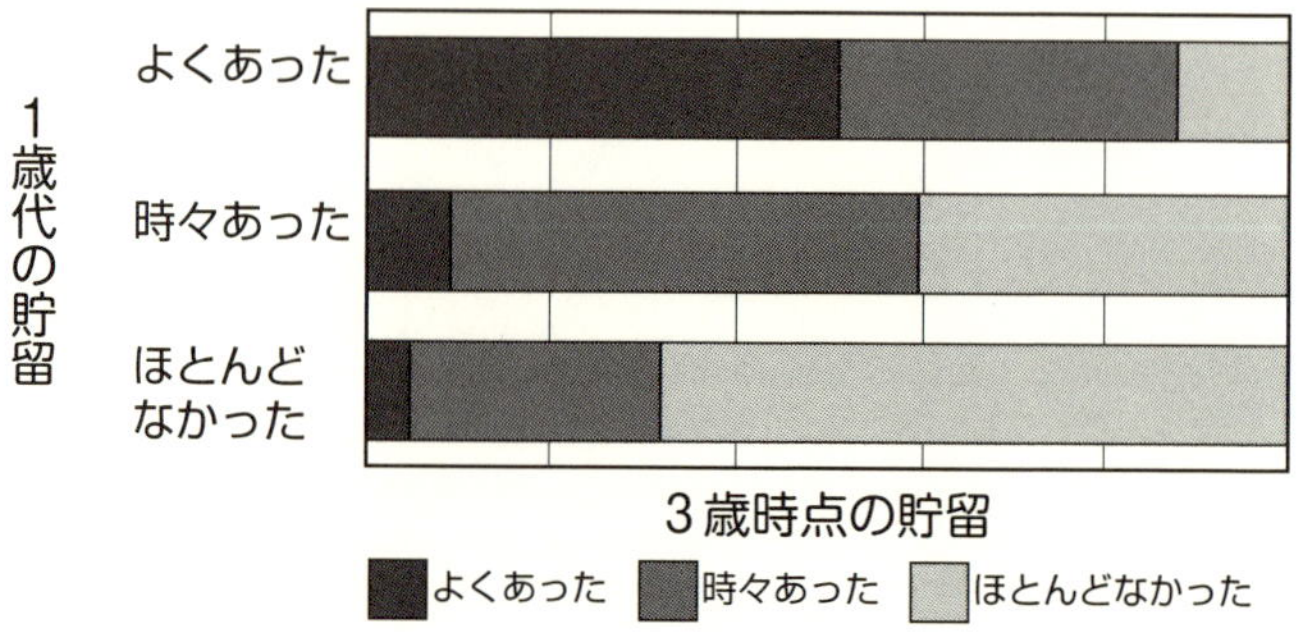

図1－5：1歳代と3歳時点の貯留（ためる食べ方）の関係

●不器用である
●一人遊びが多い
●運動神経が鈍い
●痩せている

「痩せている」については、ためて飲み込まないわけですから、栄養摂取につながらないことがあるため、痩せている傾向があったのではないかと思います。

また、口にためたまま飲み込まない子の生活状況には、次のような特徴がありました。

●生活リズムが整っていない
●離乳のステップが適切でなかった
●食生活に工夫が少ない
●食内容が偏っている
●食べる経験が不足している

そして、噛まずに丸飲みする子どもの特徴として、

●生活リズムが親のペースで整えられすぎている
●離乳のステップが適切ではない
●離乳の完了が早い
●食生活に工夫が少なく、家族で一緒に食べていない

●集中力や落ち着きがなく、不安定な傾向がある
●肥満傾向がある
といった点が見られたという報告がされています。

また、丸飲みの子どもの親には、子どもを急がせすぎる、母親が忙しすぎる、父親の育児への参加が少ない、という傾向があったというデータもありました。家庭でもせかされて食べる状況にあり、それが身についてしまうと、丸飲みが起こりやすいというわけです。

できること、手伝ってほしいこと――幼児期後半の機能の発達と支援

このような幼児期後半の食の問題を踏まえつつ、機能の発達と支援のポイントを考えてみましょう。

幼児期後半はかなり知的な発達が進み、保育園や幼稚園に入園して集団での食事の場面を経験する子どもも増えてくるので食体験が広がり、家族や友達と一緒に食べることで食べ方や食事のマナーも覚えてきます。保育園の場合、1歳代の子どもは皆で協調して食べることがなかなかできませんが、2歳過ぎぐらいからだんだんできるようになってきて、3歳を過ぎると皆で用意したり、分け合ったりという友達を意識した食べ方ができるようになります。

味覚も発達してくるので、味による好き嫌いもこの頃から出てきやすくなります。低年

齢の間は、味による好き嫌いというよりは食べにくいものを嫌う傾向がありますが、3歳くらいになると味による好き嫌いが結構出てくるのです。ただし、好き嫌いは子どもの自己主張の一面でもあります。注意してほしいのは、間食や甘味飲料が多い食生活になると、食事量や食欲に影響が出たり、むし歯ができやすくなったりすることです。

そして、第一乳臼歯だけだと噛んでつぶすのが主でしたが、噛む面の大きな第二乳臼歯が生えると、すりつぶす動きができるようになるので、いろいろな食べものを処理する能力が発達します。先に1～2歳代では処理しにくい食べものについて述べましたが、この時期になると、繊維のある肉や野菜、弾力性の強い食品、生野菜なども少しずつ食べられるようになってきます。噛みごたえのある食品もそろそろメニューに取り入れ、よく噛む習慣をつけることも重要でしょう。ただし、噛みごたえのある食品ばかりだと子どもも疲れてしまいますから、メニューに少しずつ取り入れて、よく噛む習慣をつけていきましょう。

大人に近い食事がとれるようになってくるわけですが、噛む力そのものは成人の約半分なので、よく噛むことで唾液を多く出し、飲み込みやすくして食べるようにうながすことも大事です。唾液は、何もしていない時の量は1分間に0.2～0.3ミリリットルぐらい、よく噛んだ時の量は1分間に1ミリリットル以上と言われますから、噛むと3～5倍以上の唾液が出てきます。乾燥していて水分の少ない食べものや硬い食べものも、よく噛んで唾液の分泌《ぶんぴつ》がうながされると、唾液と混ぜ合わされることで飲み込みやすくなるのです。唾液は、体の機能的な面でも重要なものですが、食べものを飲み込みやすい形にしたり、味を感じさせたりして、食べ方の面でも重要な働きをしています。硬いものや乾燥したものは、そのまま飲み込もうとしたら喉につかえそうになって味も全然感じないものですが、唾液で水分が加わると味がわかるようになります。

生活リズムを整え、皆でなごやかに一緒に食べる場を確保することで、自分で食べたいという意欲や、ゆっくり噛んで食べるという咀嚼の習慣を育てていくことも大切です。

食べ方からの支援のポイントを図1-6にまとめました。食べようとする意欲や食べものの認知を育てることはもちろん、体の角度や足がちゃんと床についているかどうかといった食事の時の姿勢、適切な量とペースで口に運ぶこと、手づかみ食べからスプーンやフォーク、そして箸を扱える

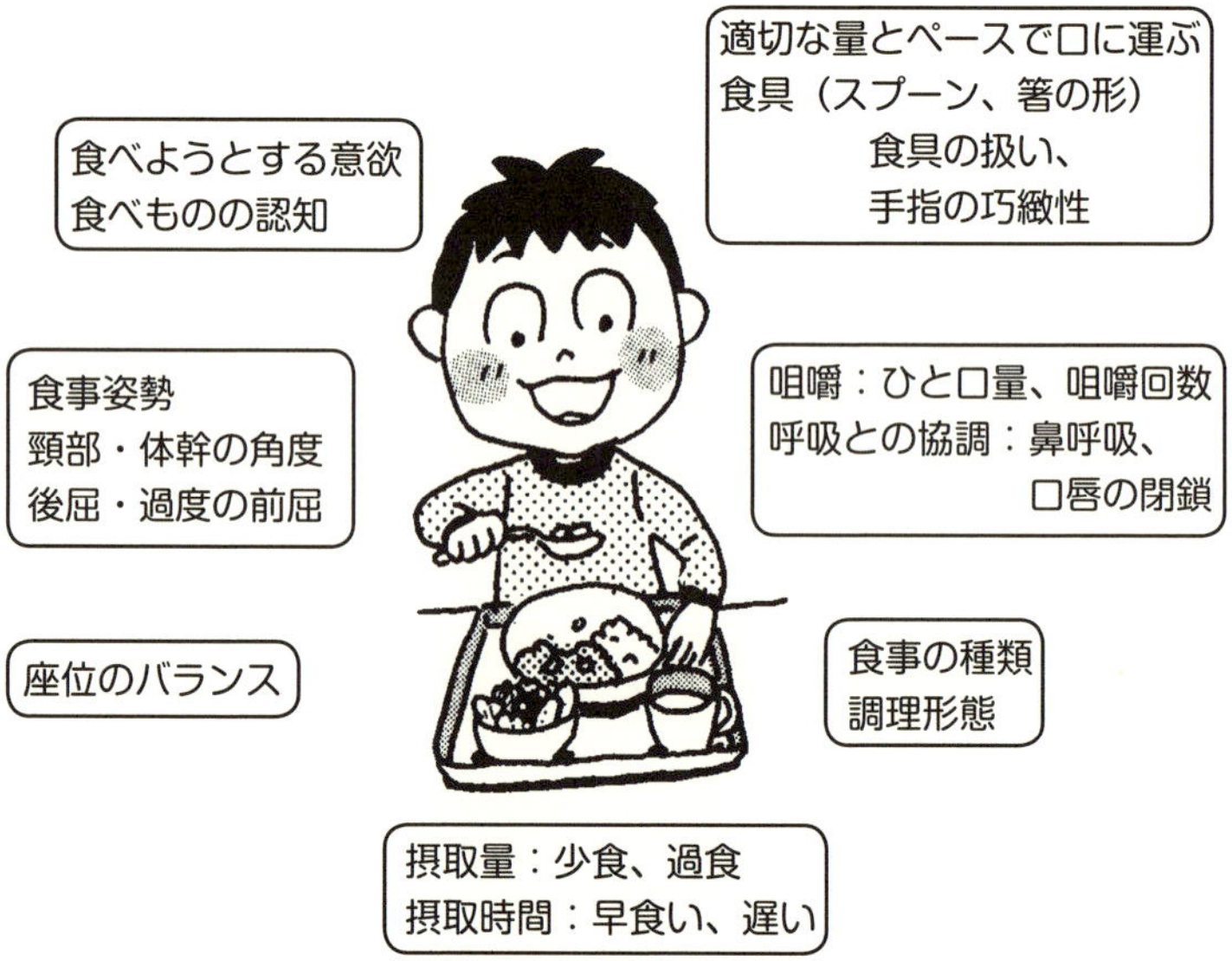

図1－6：食べ方からの食支援のポイント

ようになること、自分に合ったひと口量やよく噛むことをしっかり覚えていってもらうようにしましょう。そして、よく噛むために重要な呼吸との協調、つまり鼻で息をして口をちゃんと閉じることが身につくようにしていきましょう。

いろいろな味を体験させよう——味覚の発達に大切な幼児期

幼児期は、味覚の発達についても考える必要があります。

味を感じる味蕾《みらい》という細胞は、乳児期には口の中全体に広がって存在していると言われます。乳児だと上あごや喉のほうにも味蕾が存在するので、乳児は味蕾の数が多いと考えられており、母乳のほのかな甘味もしっかり感じていると思われます。しかし、幼児期以降になると味蕾は舌を中心に分布するようになり、ほかの部分にあった味蕾はどんどん退化していきます。こうして、舌を中心に味を感じるようになっていくのです。高齢期になると、味蕾自体の働きが低下してくるので味覚が鈍くなります。そのため薄い味が感じ取れず、濃い味でないと満足できないという高齢者が多くなってきます。幼児期は、味蕾の数は年齢が高くなるにつれて減少していくものの、味覚は新しい食材に出会い、いろいろな食べものを体験していく中で発達し、その幅を広げていきます。

基本的に、甘味、薄い塩味、うま味はもともと好まれる味ですが、酸味はもとはといえば食べものが腐敗した時の味ですし、苦味は毒物の味とも言われていて、本能的に危険なものとして避けようとする味です。ですから、酸味や苦味に対して新生児はいやな顔をして避けると報告されていますが、成長と共に楽しい食事の場面などで少しずつ体験して、受け入れることができるようになってきます。酸味や苦味を受け入れるためには、いろいろな食体験が重要なのです。また、じょうずに飲み込めないと、果物や野菜のちょっとした酸味や苦味が苦手になってしまうこともあります。なお、酸味の場合、低年齢の子どもはただの酸味は大多数が嫌いますが、甘酸っぱい味は好きな子が多いなど、結構好みに個人差があります。

幼児期には、濃い味に慣れてしまわないような配慮も必要です。濃い味を好きになると、薄味のものをあまり食べなくなったり、ほかの味を受け入れにくくなったりしがちなのです。特に甘味嗜好が強くなると、酸味や苦味を嫌う傾向などが出てきやすいので注意してください。

歯科からのアドバイス

歯科としては、噛みごたえのある食品を食事に取り入れてよく噛むようにすると、適量で満足感が得られるということを学んでほしいと思います。これは子ども自身が学ぶというよりは、親子で学んでほしいことです。なぜかというと、早食いだと「おなかがいっぱい」という情報が脳に伝達される前に食べすぎてしまうからです。よく噛んで食べれば、胃もふくれるし、血糖値が上がって満腹だという情報が脳へ行きます。脳が満腹情報をキャッチすると、「そろそろ食べ終えてもいいんじゃない?」という指令が発せられますから、適量で食事をやめることができるのです。早食い、丸飲みだと、どうしても食べすぎてしまうので、食べすぎを避けるためにも、よく噛む習慣はとても大切です。

もう一つ、口を閉じて食べるように習慣づけることも非常に重要です。おっぱいを吸っている時期は、唇をしっかり乳房に張りつけていないとうまく吸えないので口はふさがっていました。離乳食を食べる時も、口をちゃんと閉じてゴックンすることを覚えてきたわけですが、2~3歳を過ぎてくると、口の閉じが悪くなる子どもが出てきます。アレルギーで鼻炎になり口で息をする（口呼吸）習慣ができてしまうこともありますし、指しゃぶりや舌の癖などの影響で口をポカンと開いたままでいる子どももいます。そうすると、食べる時にも口が十分に閉じていないので、ペチャペチャと音のする食べ方になったり、食べものをこぼしやすくなったりしがちです。また、飲み込む時も、やはり口をきちんと閉じないとじょうずにゴックンできませんから、赤ちゃんのような飲み込み方をしてしまうこともあります。ですから、この時期に、口を閉じて食べるということを意識づけておきましょう。

ただ、鼻が悪くて鼻呼吸がうまくできない子どもは、口を閉じると苦しくなります。アレルギー性鼻炎がある私の姪に「お口を閉じて、よく噛んで」と言ったら、「閉じたら苦しくて、ものを食べられない」と言われたことがあります。鼻炎の子どもの場合、その治療が先になりますが、習慣的に口の閉じが悪い子どもには、「お口を閉じて食べるほうが、おいしく食べられるよ」、「よく噛んで食べると、おいしいよ」などと言葉をかけて、口を閉じることを意識してもらうとよいと思います。

好き嫌いも、家族や友達と一緒に食べる中で、少しずついろいろなものを味わうことで、徐々に乗り越えていければよいと思います。嫌いなものを克服することをノルマにしてしまうと、子どもの負担が大きくなるので、食べることができたら褒めてあげて、少しずつ食べられるようにしていきましょう。

2 「食べる」を考える

——機能・環境及び歯科から見た「子どもの食の問題」と食育の取り組み

「食べる」機能・行動の発達と子どもを取り巻く環境の変化

「食べる」を育てるもの

食べる機能の発達は、全身の成長・発達と大きく関わっています。まず首が座るところから始まり、自分で食べる段階になると、手と口を協調的に動かせることや体幹の姿勢などがとても大事になります。このような全身の成長・発達と同時に、口の形態がどのように成長し、機能が発達していくかということに、食べる機能の発達は大きな影響を受けるわけです。

さらに、食べる行動の発達には、自分で食べようという意欲と、周りを見て食べ方を覚えたり、周りの人達と協調して食べたりするという社会性が大きく関わってきます（図2−1）。意欲や社会性は環境にも大きく左右されるものですから、自食行動の発達に大きな影響を与えるのは、体の成長や精神の発達だけでなく、子

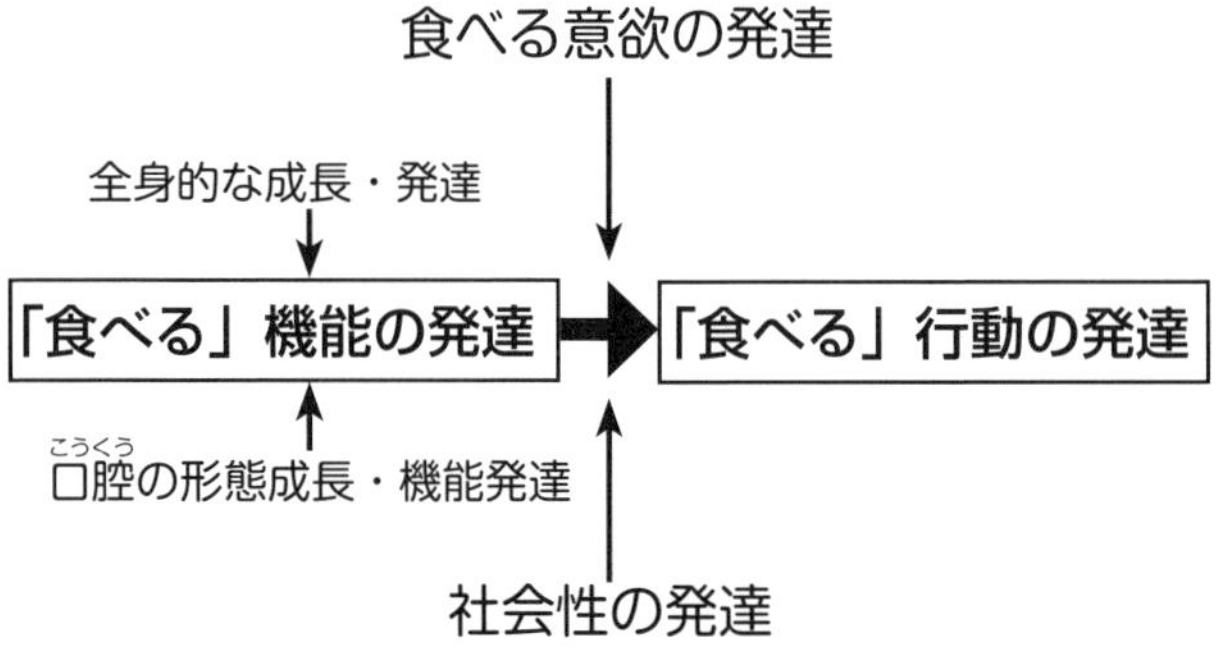

図2－1：「食べる」機能・行動の発達

どもを取り巻く環境も挙げられると思います。

「食べる」を育てる条件を考えてみましょう。食の場面を考えると、ある環境で食事をしていく（食事の内容、食事環境）中で、介助されて食べ方を覚え（食事の介助法）、そして自分で食べる段階へ移っていきます（食事の自立援助）。食の場面に加えて、子どもの健康状態や家庭環境、日々の生活リズムが食べることを育てます。よく眠り、よく遊んで体を動かし、ある程度食事や排便に規則性があるという日々の生活リズムの中でこそ、おいしく、楽しく、じょうずに食べることが育ってくるのだと思います。親子関係をはじめとした人間関係も、「食べる」を育てることに関係しています（図2-2）。たとえば、特に年齢が高い子どもの場合、食事の場でいつも怒られていたりすると、食欲をなくしてしまいます。

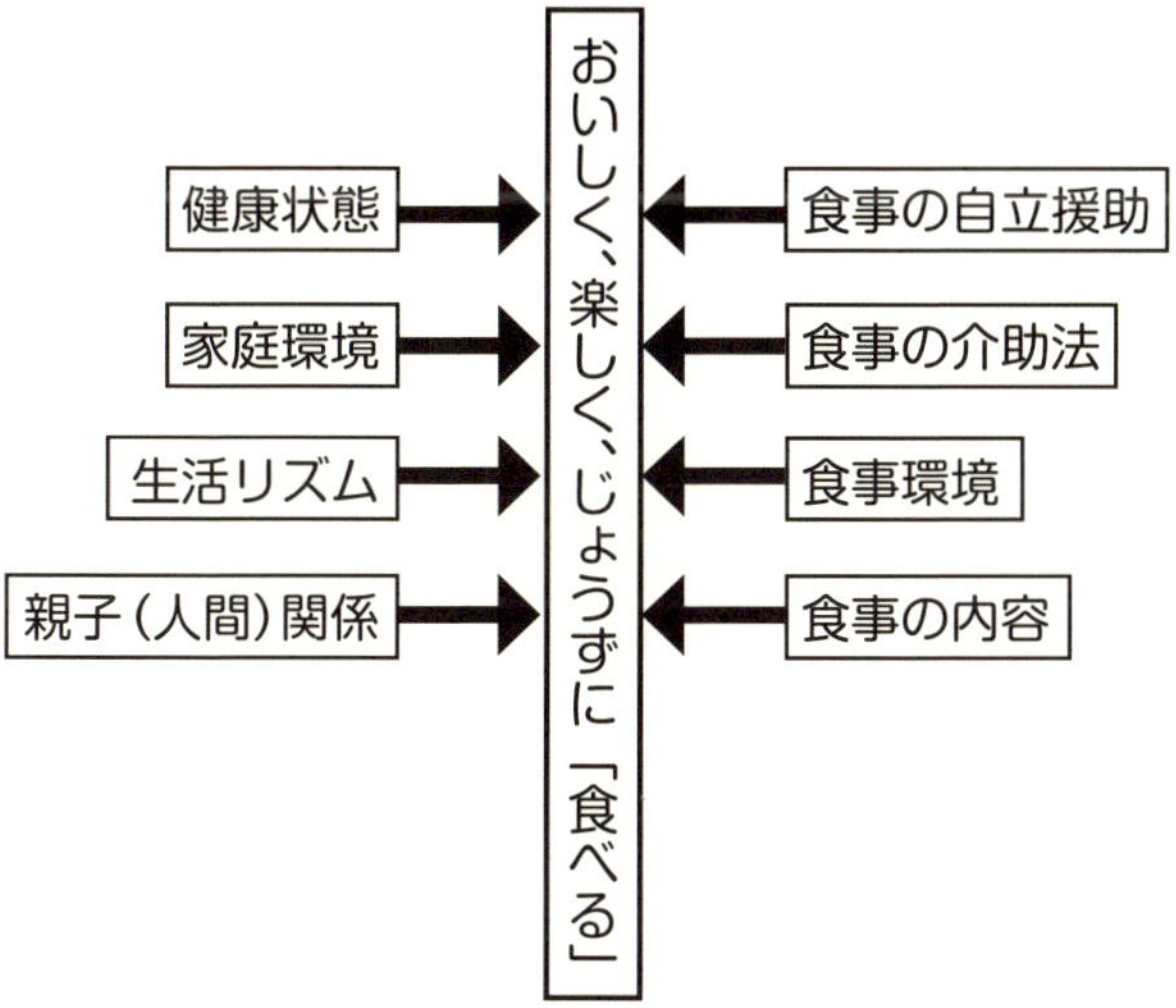

図2－２：「食べる」を育てる条件

「食べる」に影響する社会の変化

現在の社会の食料事情や住環境はかつてとは変わってきていますが、この変化が子どもの食へ影響を及ぼしています。たとえば、市販の食品は多様化してきていますが、食形態は食べやすい形に画一化されてきているために、噛みごたえのある食材は少なくなっていますし、味にも画一化の傾向があります。このような変化に合わせて、子どもの味覚が変わってきているという報告もあります。

もう一つ問題なのが、「孤食」や「個食」が進んでいることです。特に一人で食べる「孤食」は、先にも述べましたが、食欲があまりわかなかったり、新しい食材に出会った時に食べ方を学ぶことができないため、食べられるものの幅が広がりにくくなるという問題があります。皆がバラバラのものを食べる「個食」では、子どもにはほかの家族とは別に子ども向けの食べものを与えるという保護者も見られます。子どもに合ったものを与えようと考えているのだと思いますが、皆と別の食べものばかりだと、やはり食べものの幅が狭くなりがちで、なかなか食の学習につながらない可能性もありますし、同じものを食べておいしさを共感し合うこともできません。このように、「孤食」と「個食」の子どもには食べ方の学習不足や食欲の減退などが危惧されています。

住環境の変化では、外遊びの場が少なくなったため、運動不足やエネルギーの消費不足による食欲の低下などが心配です。

少子化や核家族化という家族の形の変化も、食への影響が考えられます。まず、家族数が減ると皆で食べる場が不足しがちです。父親の帰宅時間が遅い家庭も多いと思いますが、父親が帰ってくるのを待って一緒に食べるとなると、夕食が遅い時間になってしまいます。これは子どもの生活リズムから考えるとよいことではありませんので、現実には平日に家族が皆で一緒に食べることがなかなか難しい状況になっています。

家族の形が変化したことから生活も多様化しましたが、それにともない食生活のパターンも多様化しています。また、少子化・核家族化によって、子どもの嗜好に偏りすぎている食事や、栄養機能面のみを重視した食事が増えてきていますが、このような食事は子どもの食べる意欲を減退させてしまうこともあります。

歯科の調査で見えてきた子どもの食の問題

日本歯科医学会の2013年からの重点研究で、「子どもの食の問題に歯科がどう関わるか」というテーマが採り上げられました。このテーマに沿って調査が行われ、その成果[8]を踏まえて「口から食育を考える――歯科における子どもの食の問題」という公開フォーラムが開催されました。

歯科医療機関や保護者へのアンケートの結果が発表されたのですが、普段子どもを診ている歯科医療機関で、咀嚼《そしゃく》に関する相談を受けたことがあると答えたのは67・4パーセント、摂食《せっしょく》・嚥下《えんげ》障害に関する相談を受けたことがあると答えたのは42・6パーセントでした。4~6割ほどの歯科医療機関が相談を受けていたわけですが、相談にどう対応するかについては、特に摂食・嚥下障害に関する相談の場合、ひととおり相談を受けた上で専門医療機関に紹介したなどという答えが多くなっていました。また、子どもの食に関する相談は60・1パーセントの歯科医院が受けていて、よく噛まない、食べるのに時間がかかる、偏食、遊び食べなど、咀嚼や食べ方に関する相談が多かったという結果が出ています。

また、2~6歳の幼稚園・保育園に通う子どもの保護者へのアンケート結果を見ると、53・8パーセントの保護者が、子どもの食事について心配事があると答えています。心配事の中でも、子ども側に要因があるものの内容としては、偏食、食べるのに時間がかかる、むら食い、遊び食べが多く挙げられていました。保護者側に要因がある心配事としては、子どもが食べやすい食事の作り方がわからない、忙しくて手をかけてあげられない、などが挙げられています。また、兄弟がいなくて、離乳期に食のトラブルがあり、小食の子どもほど、食の問題の訴えが多いという傾向も見られました。

図2-3は、子ども側に要因がある心配事について、歯科医師と保護者のアンケートを比較したものです。これを見ると、「よく噛まない」という訴えは、保護者ではそんなに多くなかったのに対し、歯科医では一番多くなっています。保護者の心配では「よく噛ま

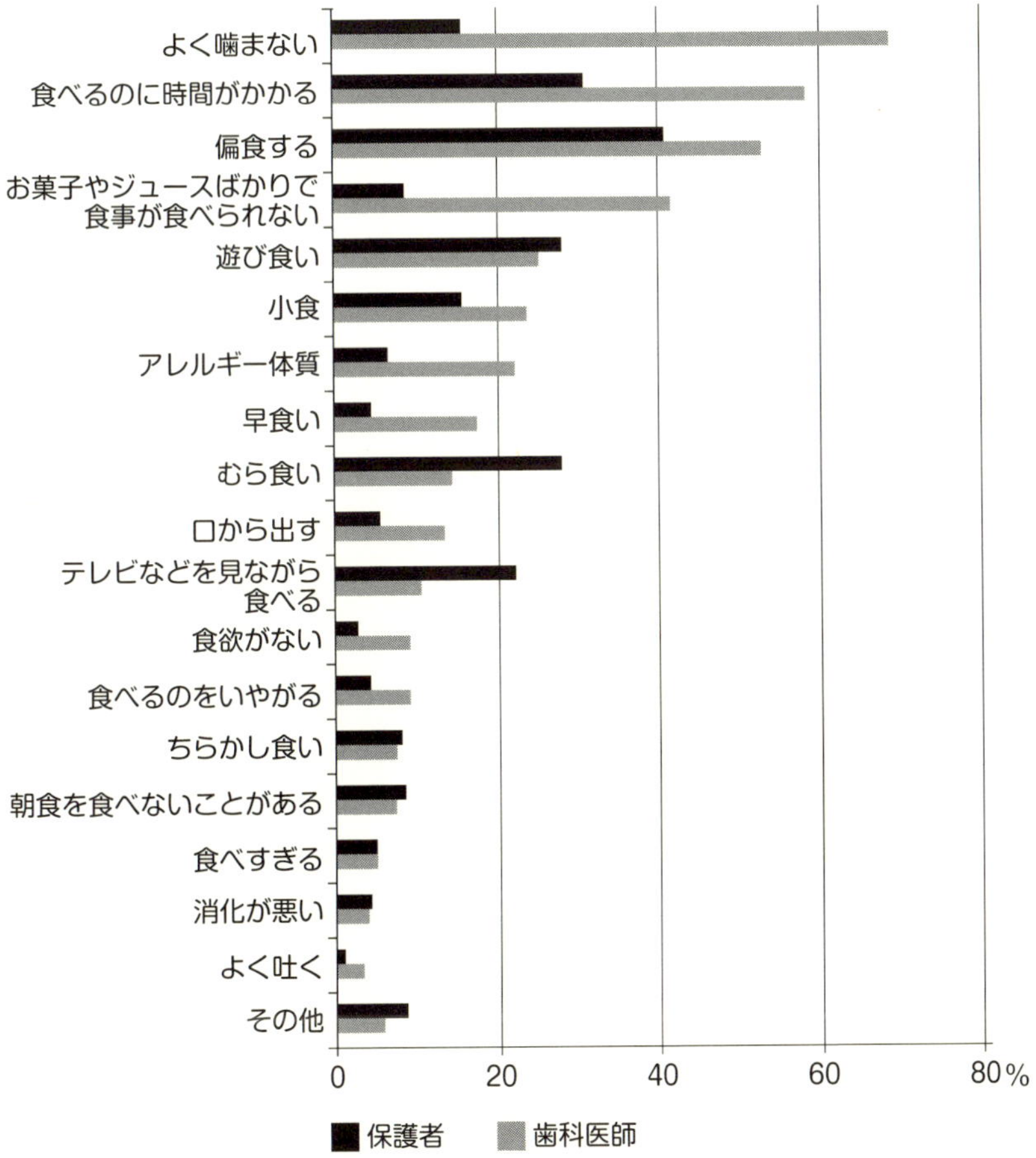

図2－3：子どもの食事についての心配事【子ども側の要因】

ない」より「偏食する」、「遊び食い」、「むら食い」などのほうが多いのですが、偏食や遊び食い、むら食いについて歯科医に相談しても仕方がないと考えた保護者がいたのかもしれません。保護者の心配事と、歯科医が相談される心配事に違いがあるように思われます。これは、図2-4の保護者側に要因がある心配事をまとめたグラフを見ても同様です。歯科医への相談では「ほかの家族（夫や両親など）と子育ての方針が異なる（おやつの与え方など）」が一番多かったのに、保護者の数字はかなり低くなっています。保護者の実際の心配事と歯科医が受ける質問との

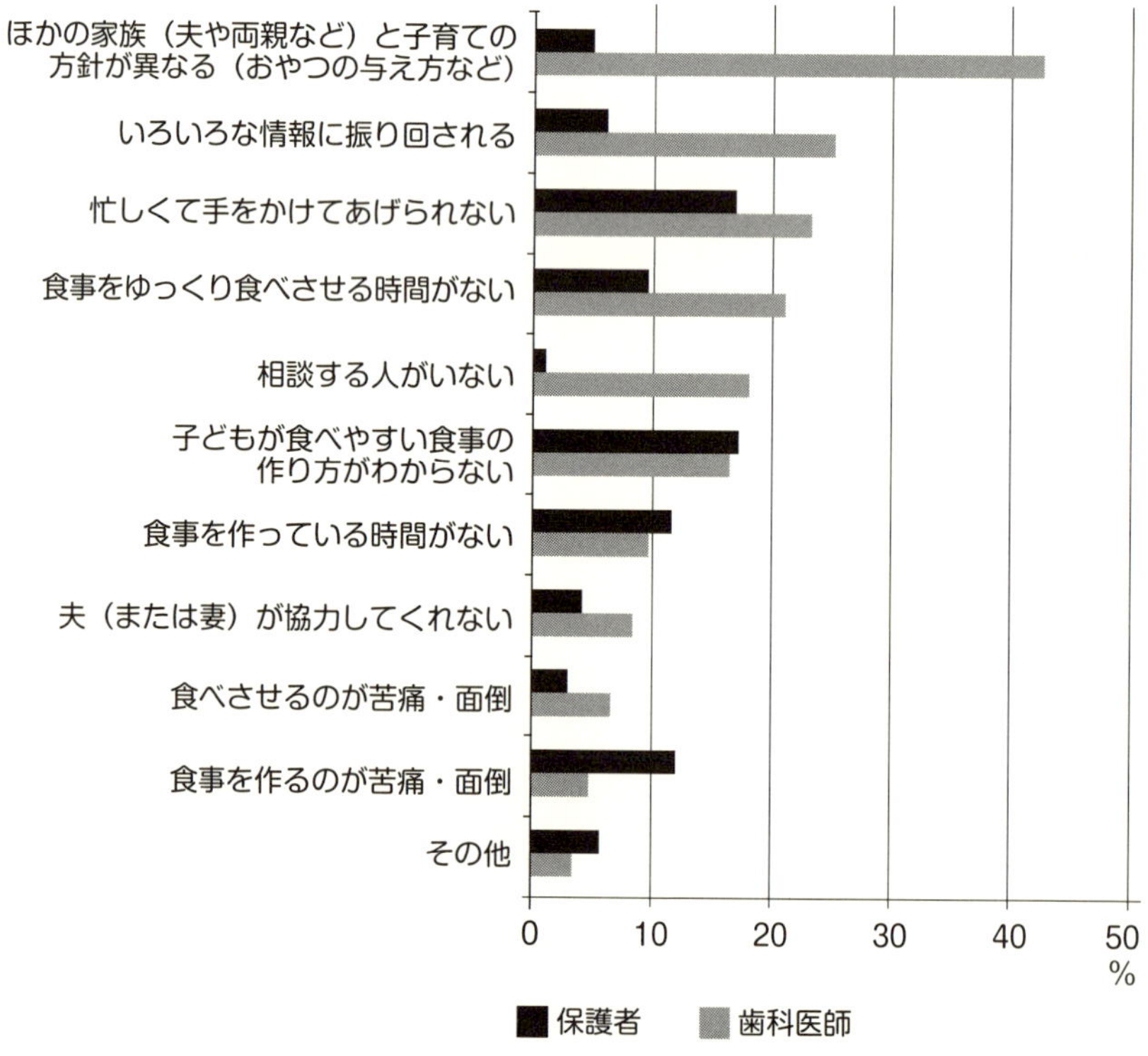

図2-4：子どもの食事についての心配事【保護者側の要因】

ギャップが大きいことがわかりますが、「子どもが食べやすい食事の作り方がわからない」については、同じぐらいの割合でした。

この重点研究から、幼児期には食に関する問題が結構多く、食べ方などの口腔《こうくう》機能に不安や心配を抱えている保護者が比較的多いということがわかりました。そして、歯科としても「食べる」、「話す」などの子どもの口腔機能の問題に対応すべきであるとして、2018年4月から小児の「口腔機能発達不全症」という病名とその対応が歯科医療保険に収載されることになりました。ですから、15歳未満で口腔機能に問題のある子どもは、歯科医院で相談を受けつけるという状況になっています。このように、歯科からも「授乳期・離乳期からの口腔機能の発達に対する情報発信とサポート」を行うことの重要性が再認識されてきています。

機能と環境の両面で食の問題をとらえる

子どもの食の問題に対処する時は、機能面と環境面という二つの面からのアプローチが考えられます。多くの子どもは両面からのアプローチが必要と思われますが、どちら側の要因が多いかによってもアプローチの仕方は変わってくるでしょうし、アプローチできるところから始めるというやり方もあると思います。

実際に機能面からのアプローチを考えると、口の中の状態に応じたアプローチが必要なので、歯の生え方、唇や舌の動きなどの観察と評価が重要になります。舌の動きを直接見ることはなかなかできませんが、唇の動きや頬の動きを見ていると、舌がちゃんと動いているかどうかをある程度察知できます。たとえば、口を閉じてゴックンした時に口角が引かれる動きが出ているかということから、舌の動きを推察することが可能です。

食形態や調理方法の工夫も重要な機能面からのアプローチです。年齢の低いうちは処理しやすい形の食べもので機能を伸ばしていくことが重要ですし、乳歯が生えそろったら噛みごたえのある食材などを適度に取り入れて、噛む力を伸ばすことが重要になります。ただし、噛みごたえのある食材ばかりでは疲れて食べる意欲がなくなってしまうことがあります。食欲が育たないと機能も伸びないという面があるので、食べる意欲につながるように、食べやすいもの、好きなものに噛みごたえのあるものを組み合わせた食事にすることが大切です。

また、口をきちんと閉じないとうまく噛めませんから、口唇《こうしん》を閉じることも重要です。さらに、自分に合ったひと口量を覚えるのは、いろいろな食べものを噛み取ることで学習して獲得していく能力ですので、少し大きめの食べものを噛み取る練習も大切でしょう。ただ、機能の発達や学習能力は個人差が大きいので、その点を配慮し、長い目で見ながらアプローチしていけばよいのではないかと思います。

環境面からのアプローチとしては、まず日常生活のリズムを整えることです。よく眠り、よく遊ぶことをベースとして、食事や間食の規律性を調整します。間食、牛乳や甘い飲料などをとることが多いと、食事をきちんととれなくなって、栄養の偏りが出てきたりすることがあります。中には牛乳を1リットルも飲む子どももいますが、それだけでかなりのカロリーになりますし、固形の食べものより腹もちがよくありません。三食をしっかり食べるために、間食や飲料（特に甘味飲料）などは控えめにしてもらうことが大切です。

食べる意欲を育てる環境作りとしては、家族や友達と一緒に食べて、おいしさを皆で共感することも重要です。そして、その共食の場は楽しい雰囲気であってほしいと思います。楽しい雰囲気といっても、ゲラゲラ笑うのではなく、穏やかで気持ちがくつろげる雰囲気だとよいですね。

すぐにおなかがいっぱいになる小食の子どもには、量を食べるように強要しないようにしましょう。「授乳・離乳の支援ガイド」でも、体重の増加曲線に大きな問題がなければ食事の量にはあまりこだわらなくてよいという記述があると思いますが、体重の増加が見られれば許容範囲ととらえてよいと思います。

ほかに、保育園などで食育活動として行われていることも多い、野菜の栽培、食材の買いもの、食事作り、食事の用意や片づけなどへの参加も、食べものと食事に対する関心を高めてくれる重要なアプローチの一つです。

「食べる」に影響する歯科的問題

気をつけたい主な歯科的問題

食べる機能と行動の発達には、次のような歯科的な問題が影響を及ぼすことがあります。

●重症う蝕《しょく》（むし歯）
●歯の萌出《ほうしゅつ》遅延《ちえん》、先天欠如《せんてんけつじょ》
●歯並び・噛み合わせの異常
●口の癖（舌癖、口唇閉鎖不全《こうしんへいさふぜん》など）
●舌小帯《ぜつしょうたい》の異常（舌強直症《ぜつきょうちょくしょう》、舌小帯短縮症）。

重症のむし歯になると、噛むと痛いからうまく噛めないとか、歯が欠けてしまって噛めないといったことも起こります。

歯の生えるのが遅い子や、先天欠如と言って、もともと歯の数が少ない子もいます。歯が生えるのが遅い子は離乳のステップアップをゆっくりめに調節すればよいのですが、先天欠如の子については専門的な対応が必要になることがあります。

歯並びや噛み合わせに問題がある場合も噛みにくくなることがありますし、口をうまく閉じられないといった口の癖が口腔機能の発達に影響する場合があります。口の癖の影響で、歯並びや噛み合わせに問題が出てくる子どももいるので、この二つの要因が重なっていることもあります。

舌の裏側にある筋を舌小帯と言いますが、この筋が非常に短かったり、強直したりしている子どもは舌の動きが悪くなります。舌小帯の一番の問題は発音に大きく影響することですが、舌小帯が強直している子どもは、赤ちゃんの時におっぱいをじょうずに吸えないことがありますし、年齢が高くなった時には舌で食べものをじょうずに送り込めないといったことが起こる場合があります。

歯がなくなる、噛めない――むし歯・先天欠如

写真2-1は、1歳6か月で重症のむし歯になった子どもの写真です。この子は酸性の甘味飲料を哺乳瓶で頻繁に摂取していたところ、前歯が全部溶けてしまい、奥歯もむし歯になり始めてしまいました。神経が出ている歯もあってそろそろ痛みが出そうですし、歯がフワフワになってしまっています。これはむし歯だけが原因ではなく、酸性の飲料が歯を溶かしてしまっ

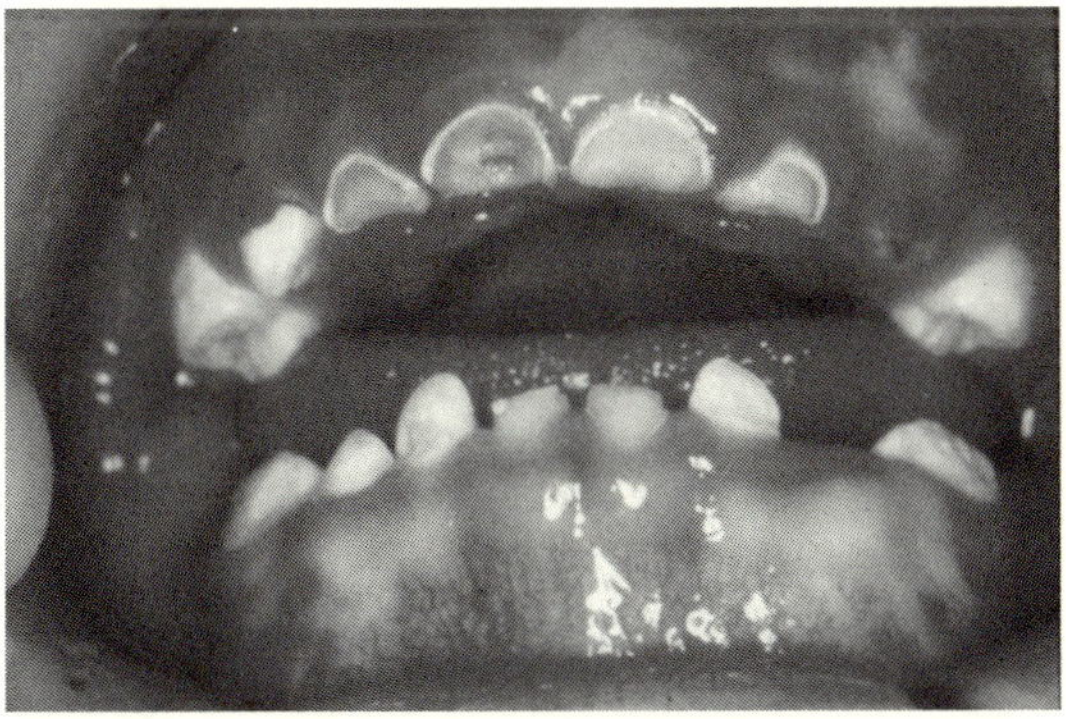

写真2-1：1歳6か月児の重症むし歯
酸性の甘味飲料を哺乳瓶で頻回に摂取していた。

た（酸蝕歯《さんしょくし》）という面もあります。歯が酸で溶けていくので、どんどんもろくなり、欠けやすくなったわけです。これでは、前歯を使って噛み取ることはほとんどできません。奥歯はまだそんなに重症なむし歯になっていませんが、このまま放置してむし歯が進むと奥歯でもうまく噛めなくなってしまうので治療が必要です。治療に加え、奥歯を守るために甘味飲料のとり方について十分に考えてもらうように保護者に話をする必要もあります。この場合、歯のブラッシングよりも、寝る前に甘味飲料を哺乳瓶で与えるのをやめるというような食生活の改善を進めるほうが先になると思います。

写真2－2も、4歳の子どもの多数歯の重症むし歯です。前歯がほとんど根だけ（残根《ざんこん》）になっていますから、神経が出ていて痛そうです。やはり、噛むと痛いということで硬いものを噛みたくないし、噛めなくなっています。この子の場合、抜かなければならない歯が多かったので、永久歯が生えるまでは義歯を入れて、ある程度噛むことを確保する対応をしました。

写真2－3は、外胚葉異形成症《がいはいよういけいせいしょう》という遺伝性の病気で先天的

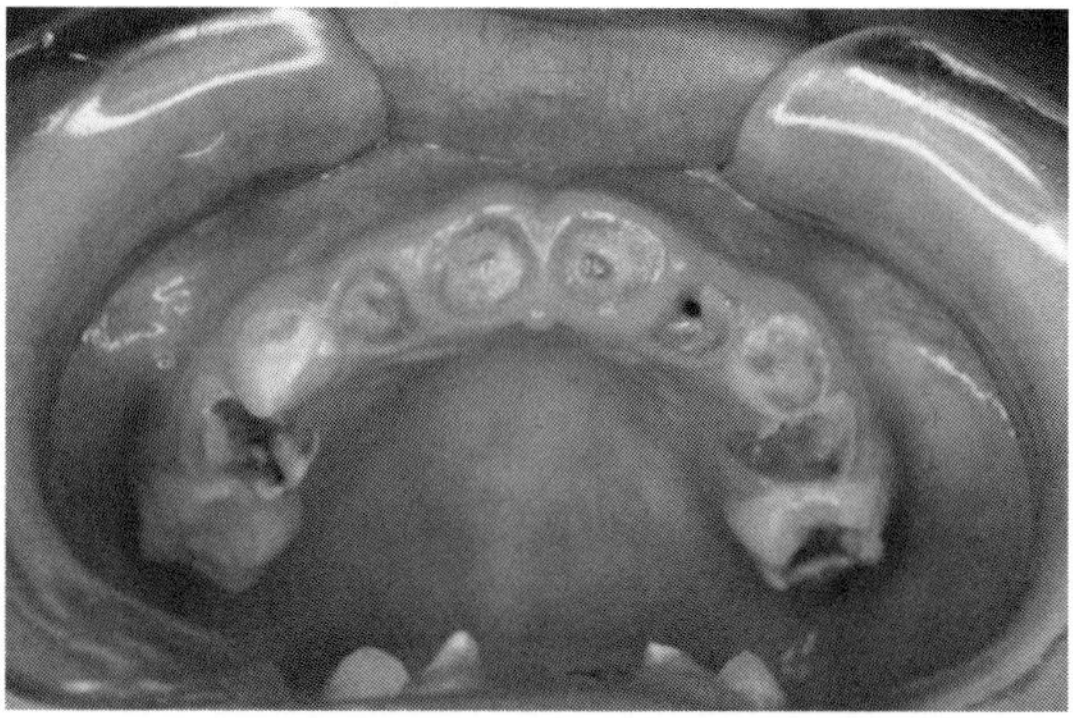

写真2－２：4歳児の多数歯にわたる重症むし歯
乳切歯は残根状態である。

に歯の数が少ない3歳の子どもの口です。上は4本、下は2本しか歯がなく、うまく噛めなくても仕方がない状況です。1〜2歳の段階では離乳食に近いもので対応してもらうしかないのですが、3歳ぐらいになると子どもとコミュニケーションを取れるようになるので、義歯を作って噛む力を育てようという段階になってきます。X線写真で見ても、乳歯の欠如しているところには永久歯もありません。また、歯を支える骨（歯槽骨《しそうこつ》）も発育が悪いので、あごの骨も細くなっています。このため、治療に協力が得られるような年齢になったら、義歯を作って噛む機能の回復を図る対応をとることになります。そして、あごの成長に応じて義歯も作り変えなければいけないので、長期的な管理が必要になります（この子は中学生ぐらいになった時に大人の歯科へ移行してもらい、そこで義歯の製作を続けてもらっています）。

咀嚼に影響が出る――噛み合わせの異常・口の癖など

写真2–4は、乳歯の反対咬合《はんたいこうごう》の写真です。上下の前歯がこのように逆に噛み合っていると咀嚼に影響が出ることもありますが、この程度だとそれほど大きな影響はないと思います。ただ、3歳以降も続

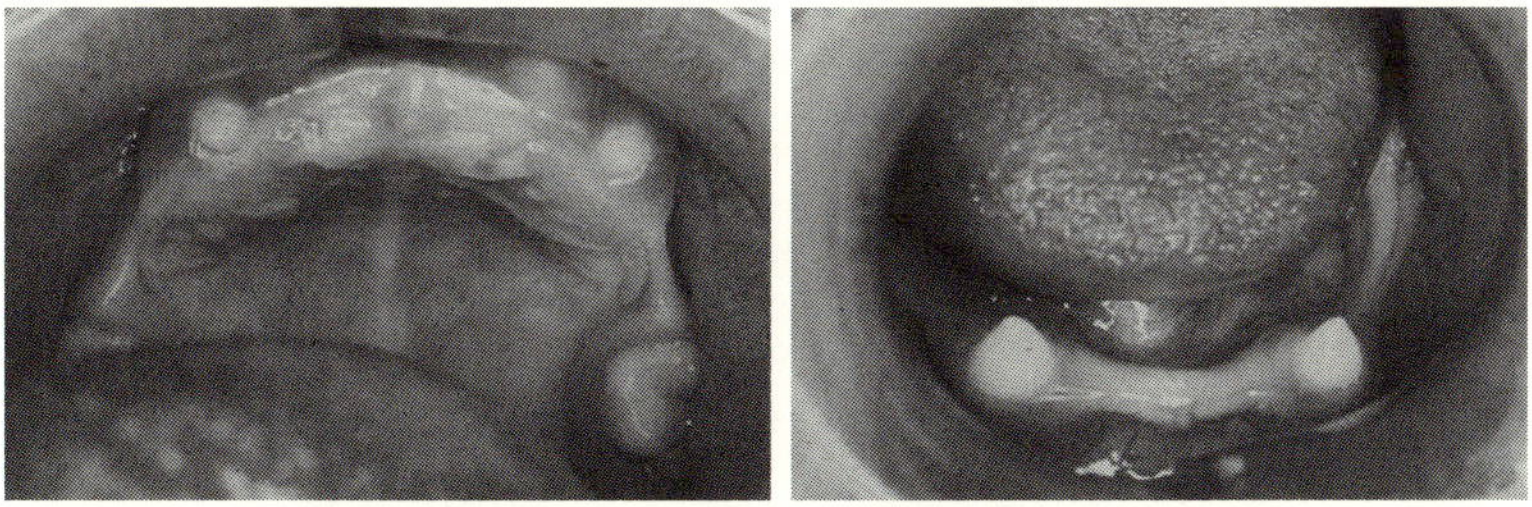

写真2－3：遺伝性疾患による多数歯の先天欠如（3歳児）
上あごは乳犬歯《にゅうけんし》と第二乳臼歯《にゅうきゅうし》のみが、下あごは乳犬歯のみが萌出している。

く長期の指しゃぶりがあると、歯並びや噛み合わせに影響が出やすくなります。写真2-5のように3歳を過ぎて奥歯でしっかり噛むようになっても指が入っていると、写真2-6のように上下の前歯の間にすきまができやすくなり、開咬《かいこう》という噛み合わせの異常が生じます。すると、前歯での噛み取りがうまくできなくなったり、すきまに舌を入れてふさぐ癖が出やすくなります。また、指をしゃぶっている時は口を閉じているけれども、指を外すと口が開いたままになる（口唇閉鎖不全）

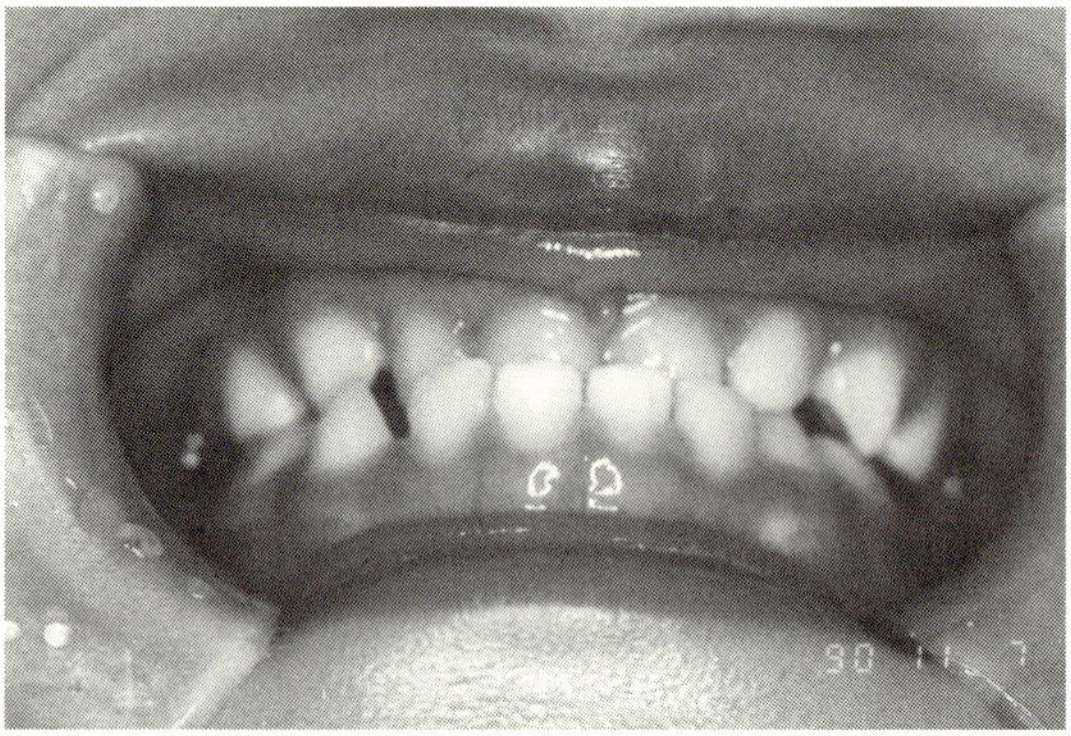

写真2－4：乳歯の反対咬合 (3 歳児)
乳前歯部の反対咬合が見られる。

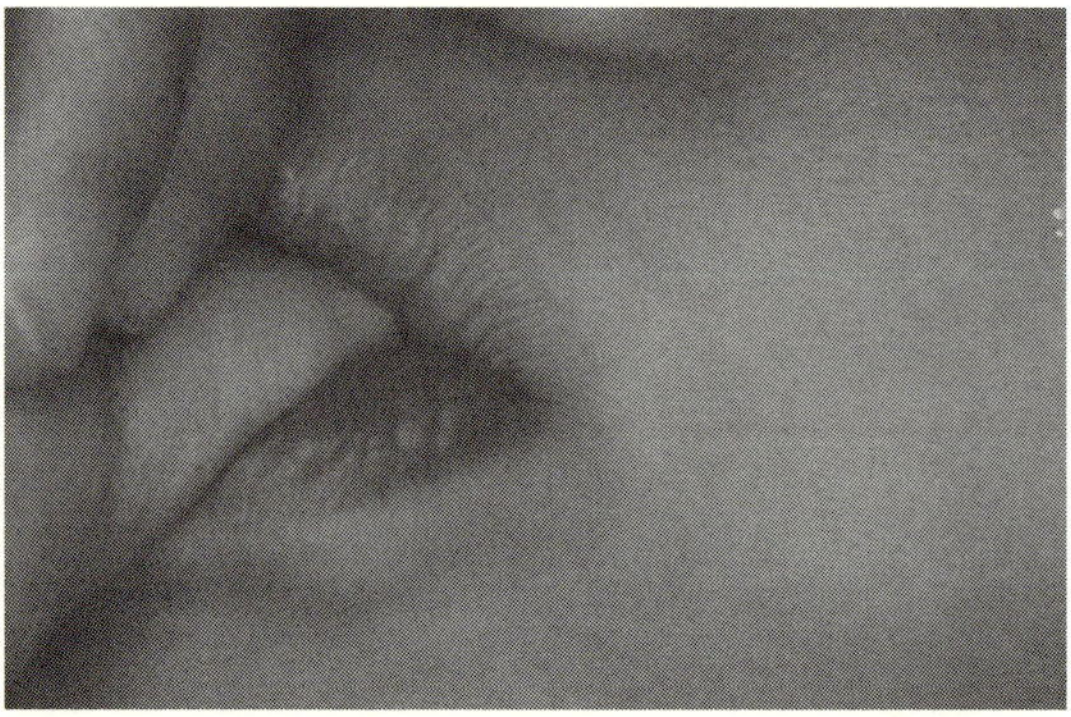

写真2－5：指しゃぶりの継続している 3 歳児

こともあります。

指しゃぶりが長く続く子どもで、吸う力がとても強いと、上あごのほうが狭くなり、奥歯の噛み合わせのずれが出る交叉《こうさ》咬合《こうごう》という状態になることがあります。写真2-7は、向かって右側は上の奥歯が外側に出ていて、向かって左側は下の奥歯が外側に出ていますが、こうなるとかなり噛みにくくなってしまいます。交叉咬合の場合には、早めに上あごを広げる矯正治療が必要になることがあります。

写真2-8は普段口を閉じていない口唇閉鎖不全の子ど

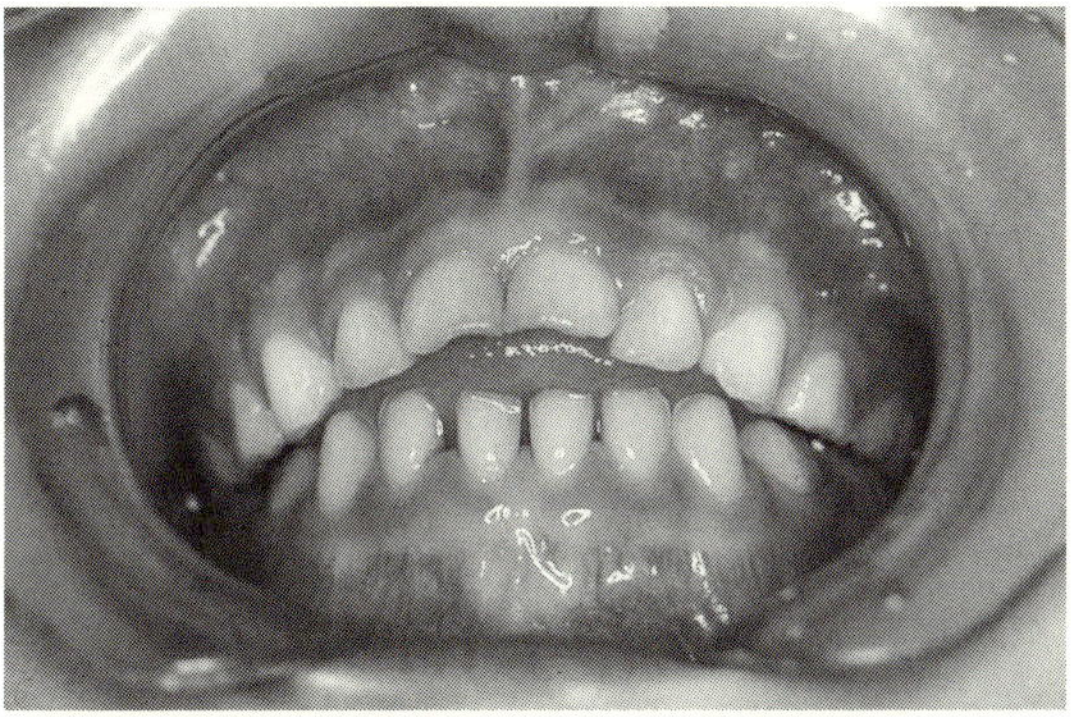

写真2-6：指しゃぶりの長期継続により開咬を生じた4歳児の口腔内

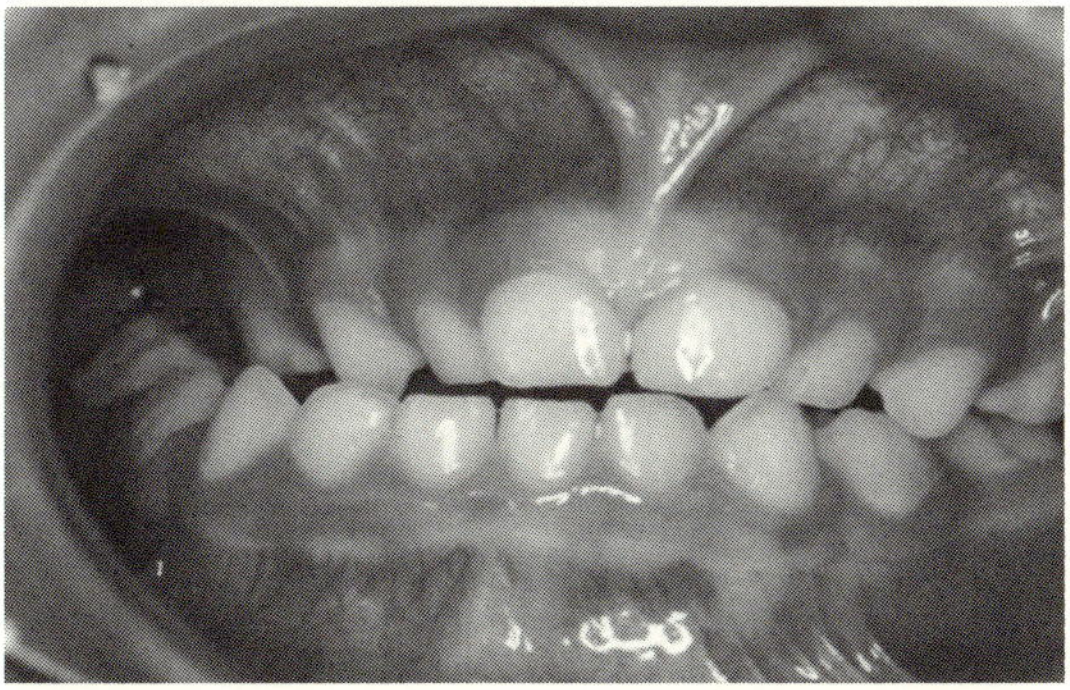

写真2-7：指しゃぶりにより上顎《じょうがく》歯列が狭窄《きょうさく》し、交叉咬合を生じた3歳児の口腔内

もの写真ですが、この状態が長期間続くと食べ方に影響が出ることがあります。たとえば、食べこぼしが多い、口を開けたまま食べる、といったことです。口を開けたまま食べると、なかなかうまく咀嚼ができませんし、ペチャペチャと音がする食べ方になってしまうことが多くなります。また、鼻呼吸がうまくできないと、口を閉じてしっかり噛むことができなくなりますから、食べこぼしが多くなったりもします。

写真2-9は、開咬で前歯が開いた状態が続いている子どもの口の様子です。かなり長いこと指しゃぶりをしていた子で、開咬という噛み合わせの異常が出てしまいました。指

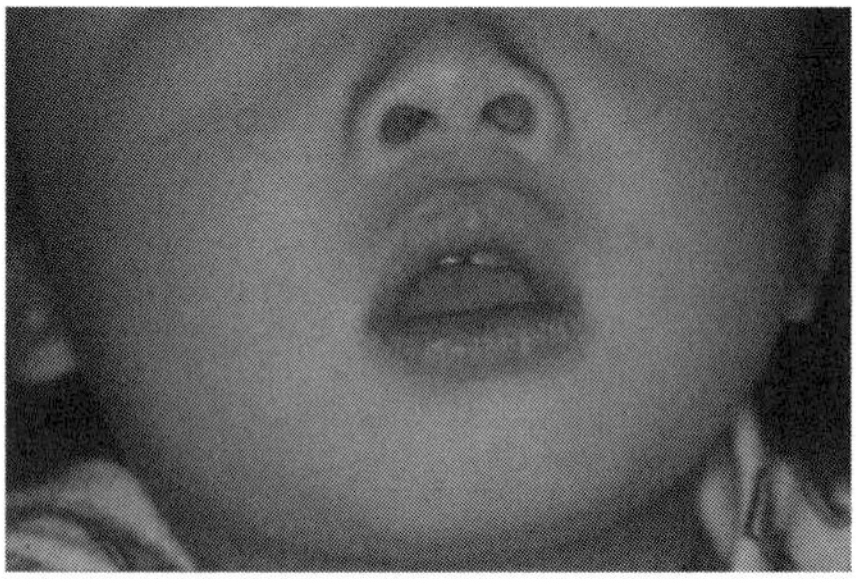

写真2－8：口唇閉鎖不全が見られる3歳児

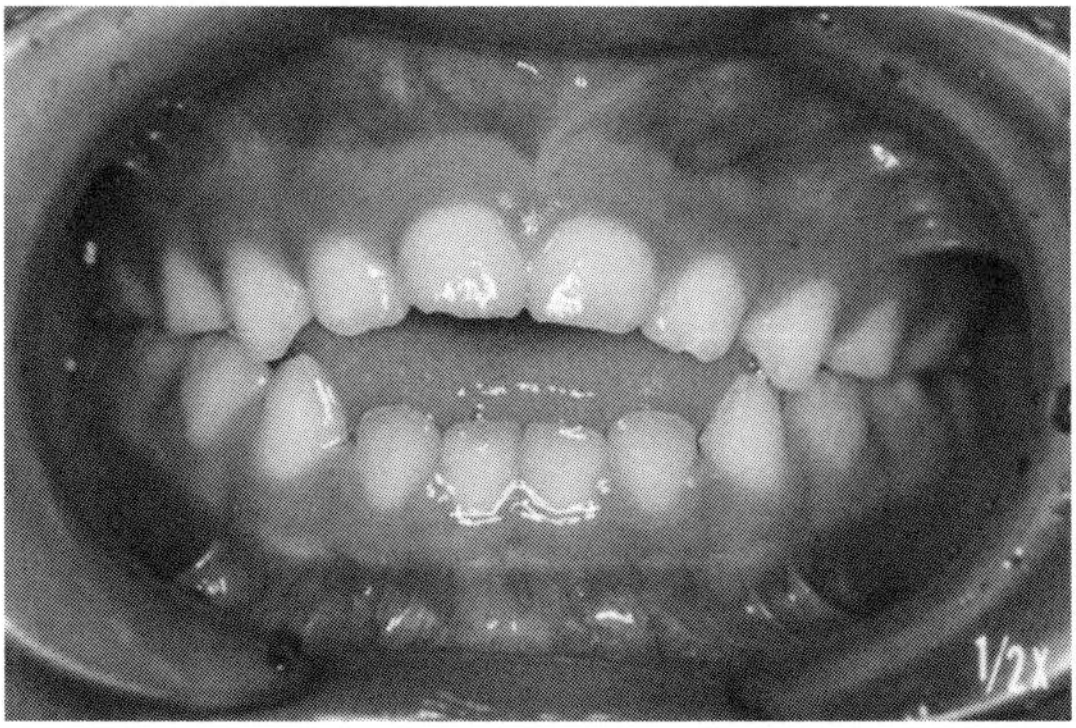

写真2－9：指しゃぶりによる開咬に舌癖や口唇閉鎖不全が加わると、開咬がさらに顕著になる。

しゃぶりはやめることができたのですが、舌を突出させる癖や口唇を閉じない癖が残り、さらに開咬が顕著になっています。これぐらい開いてしまうと、前歯で噛み切ることをはじめとして、いろいろな食べものの処理が難しくなってきます。

舌を動かしにくい――舌小帯の異常

写真2-10と写真2-11は、舌小帯短縮症の子どもの口の様子です。舌小帯の短縮症や強直症などで舌が持ち上がらない子は、おっぱいを吸う時もなかなかうまく対応できません。ただし、この場合は、歯科ではなく耳鼻科へ行くことが多いようです。おっぱいを吸うことはどうにかなっても、口が成長してくると、舌小帯が短くて舌の先のほう（舌尖《ぜっせん》）がうまく動かないため、いろいろな動きに支障が出てきます。前方に舌を出すとハート状になってしまう、舌の中央をなかなか持ち上げられないというようなことが起こってくるわけです。舌を上あごにうまくつけることができないと、発音や食べ方に影響が出てきやすくなります。

このようなケースの場合、3～4歳ぐらいまでは様子を見ることが大半です。3歳過ぎぐらいになってから舌の動かし方のトレーニングなどをしてみて、どうしても舌の可動範囲が小さい子どもに関しては、4～5歳の就学前ぐらいに手術を行い、同時に舌を動かす訓練も行う、といった対応をしています。舌小帯の手術は切る部分はあまり大きくないのですが、動きやすい舌の手術なのでなかなか難しく、2～3歳でどうしても手術をしたいという場合は全身麻酔で手術をすることが多いです。5歳ぐらいになると、子どもの協力も得られるようになるので、外来診療の中で、局所麻酔による手術を行うことも可能になってきます。

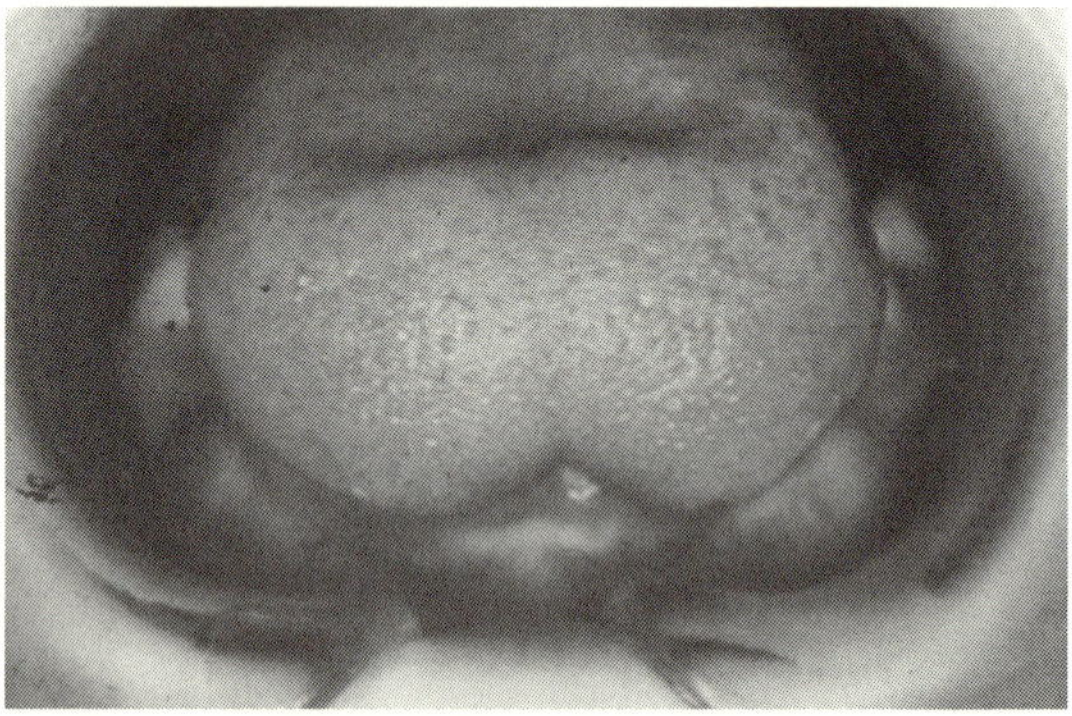

写真2-10：舌小帯短縮症の小児の口腔内
舌を前方に突出させるとハート状になる。

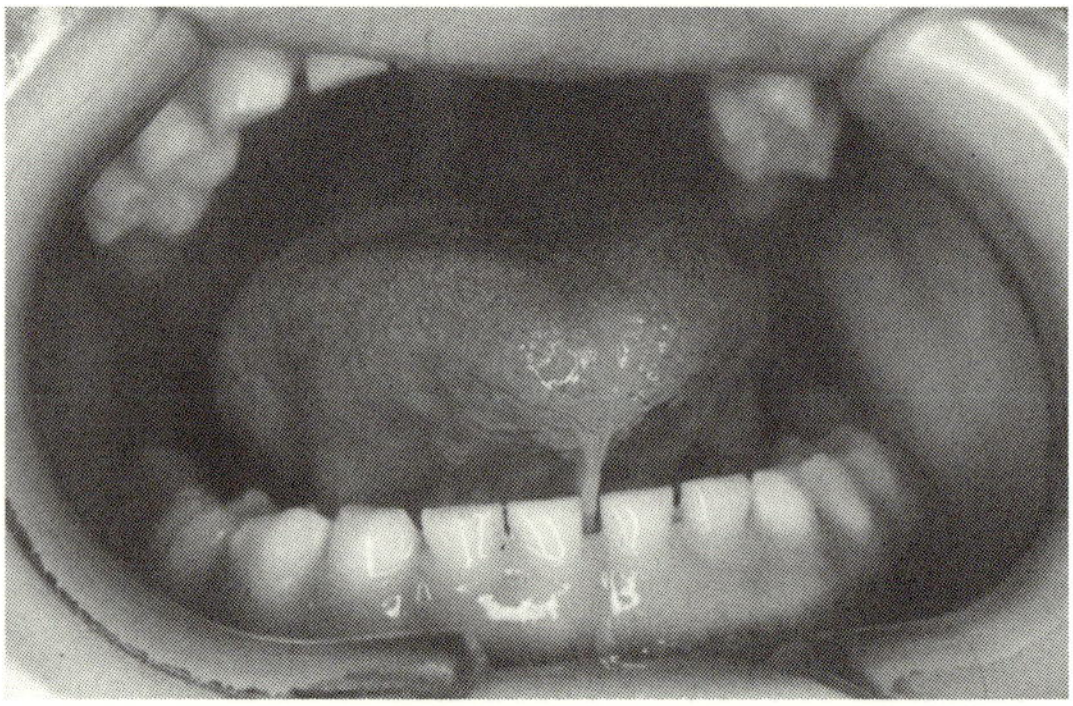

写真2-11：舌小帯短縮症の小児の口腔内
舌尖や舌の中央部を持ち上げられないと発音や食べ方に影響が出やすい。

乳幼児期の食べものによる事故防止

食べものによる窒息の危険性

乳幼児期には、食べものによる事故も起こる可能性があるので、注意が必要です。食べる力が育っていないと、よく噛まずに丸飲みしたり、口いっぱいにほおばって早食いをしたりします。噛まずに丸飲みしていると喉に詰まらせて窒息する危険性がありますし、丸飲みを長く続けていると胃腸に負担がかかります。よく噛まずに丸飲みする人の場合、子ども時代や若年期のうちはどちらかというと太っていますが、その後、負担がかかりすぎたために胃腸の障害が起こり、痩せてしまうこともあったりします。また、口いっぱいにほおばって早食いしていると過食や肥満を招くだけではなく、深く味わうことや食べることへの満足が得られにくかったりするので、長い人生を考えると残念な部分があるのではないかと思います。

食べる機能の発達と減退を示したのが図2-5です。[9] 乳幼児期は基本的な食べる機能が発達する期間で、学齢期になると食べる機能に習熟し、成人期は食べる機能を維持していき、高齢期になるとだんだん機能が減退してきます。ですから、子どもや高齢者は食べる機能が成人より低いわけです。

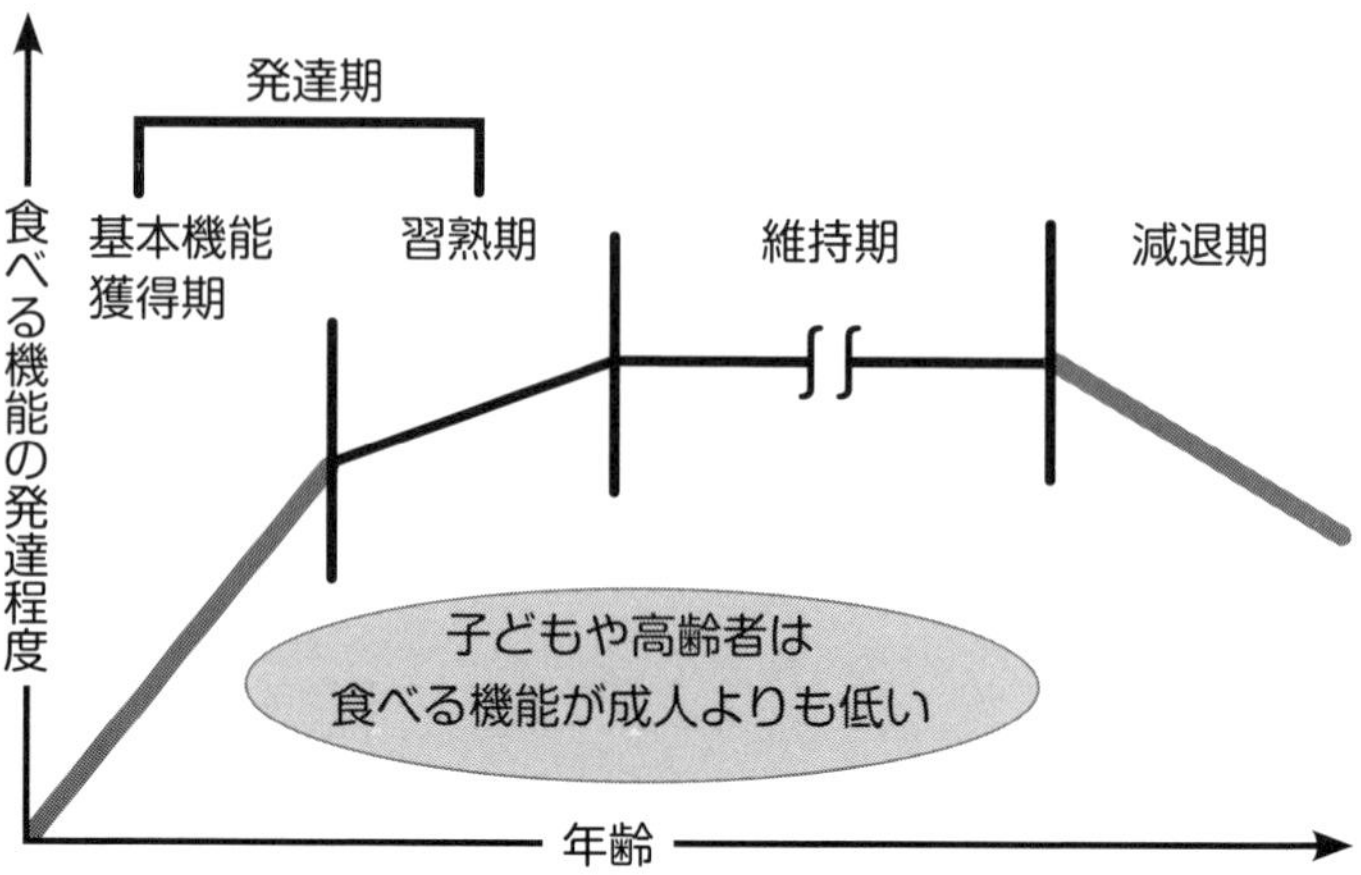

図2－５：食べる機能の発達・減退

日本歯科医師会「窒息予防チラシ」より抜粋

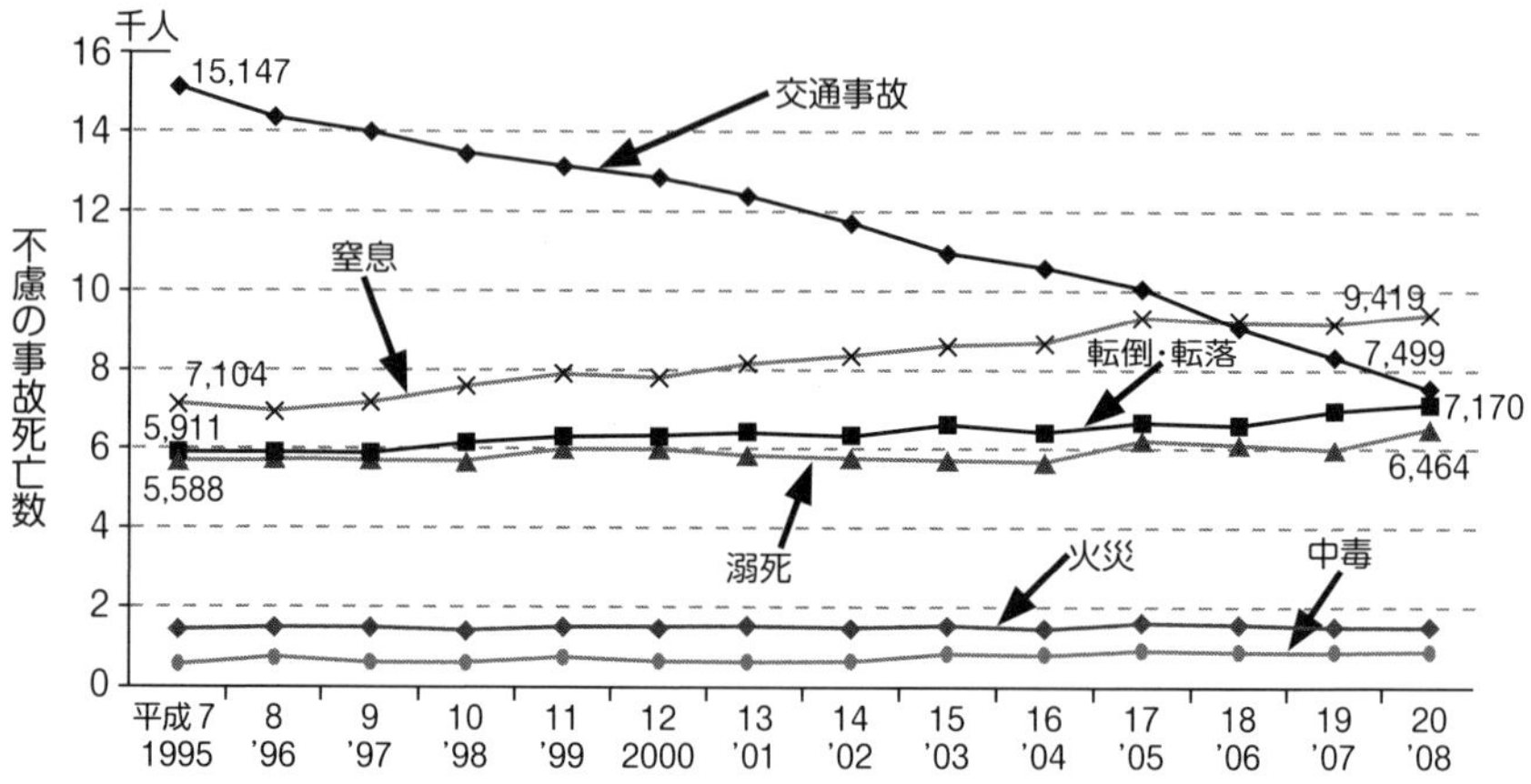

図2－６：主な不慮の事故の種類別にみた死亡数の年次推移

参考文献 10) より引用

図2-6は少し古いデータですが、不慮の事故の中で交通事故はだんだん減っているのに対し、窒息事故が徐々に増えてきて、2007年の段階で窒息事故が交通事故と逆転したことがわかります。[10] 不慮の事故の中で、窒息事故の割合は高くなってきているのです。窒息事故が増えているのは、高齢者が増えたことが一番大きな要因だと考えられます。

図2-7は、年齢階層別に見た「気道閉塞《きどうへいそく》を生じた食物の誤嚥《ごえん》」の死亡率を示したグラフです。[11] 食べものが喉に詰まったことで亡くなる割合は、学齢期や成人期に比べると少しだけ乳幼児期が多いものの、全体的には70歳以上の高齢期で高くなっていることがわかります。ところが、図2-8で死亡総数の中で食物の誤嚥による死亡がどのくらいの割合を占めているかを見ると、全体的に数字は低いものの、0~4歳ぐらいの子どもは成人や高齢者よりも高い割合を示す傾向があります。ですから、乳幼児が食べもので喉を詰まらせるのはとても危険なことだと言えます。

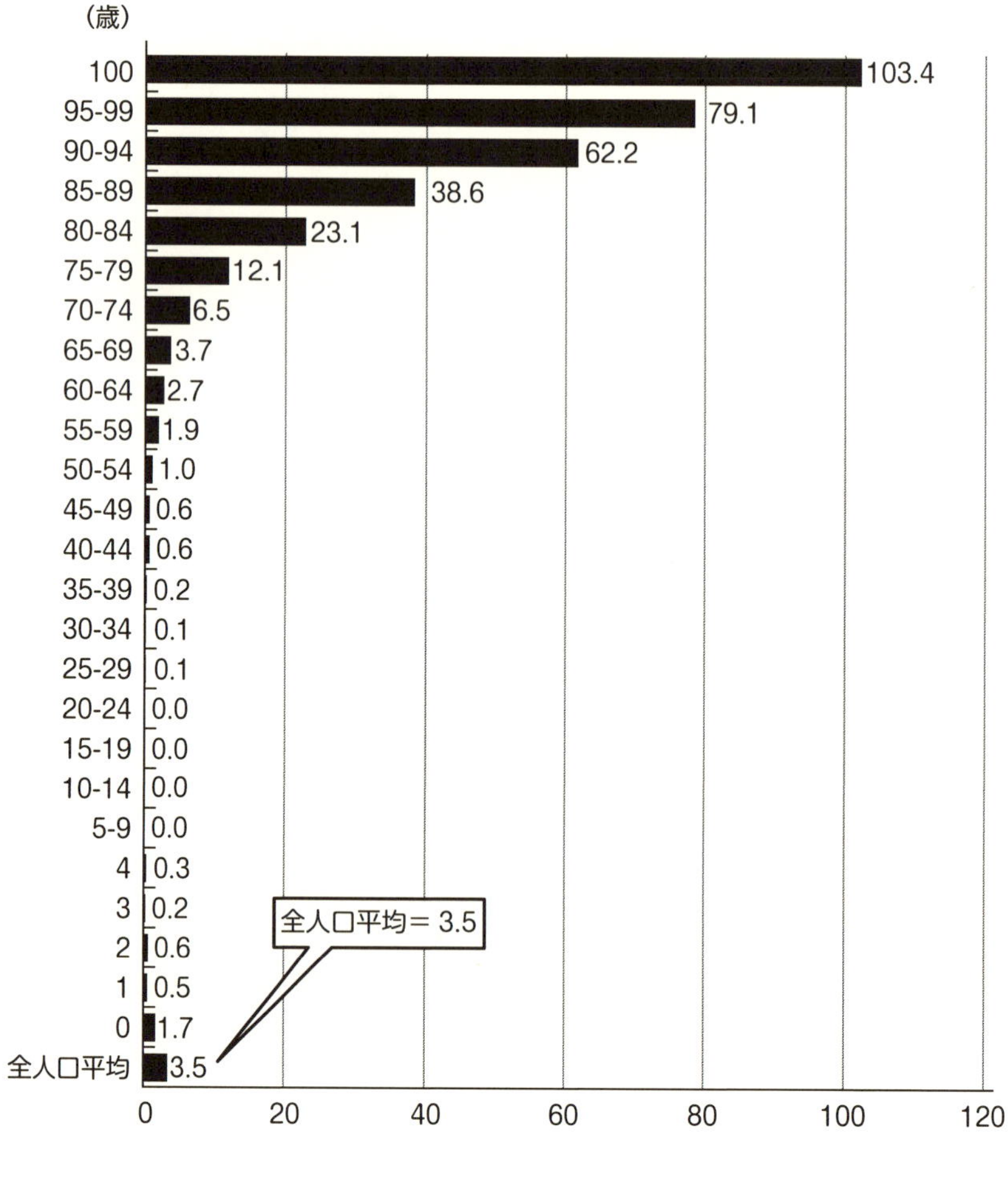

図2－7：年齢階層別「気道閉塞を生じた食物の誤嚥」死亡率（人口10万対）(2006年)

参考文献11)より引用

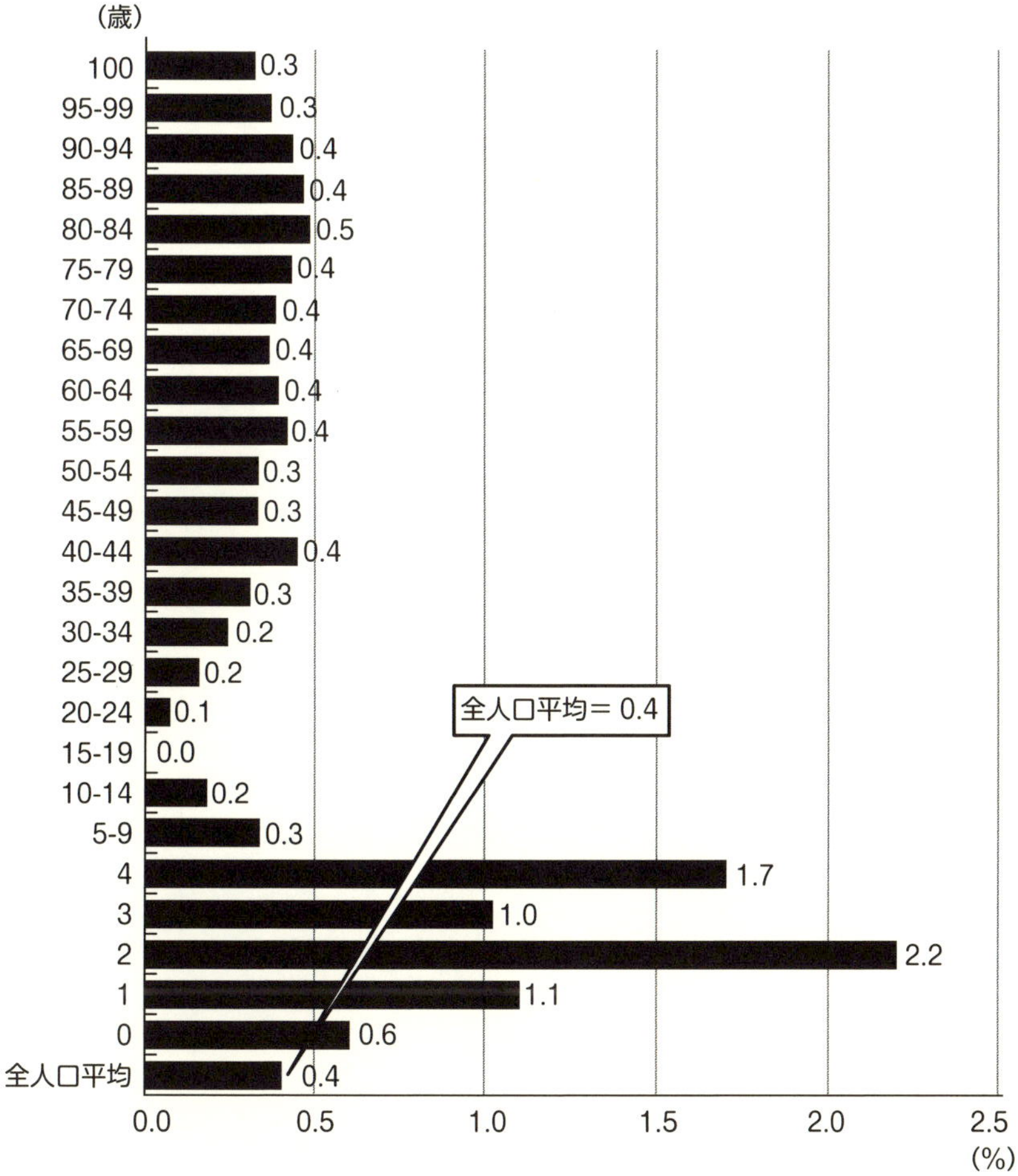

図2－8：年齢階層別死亡総数に占める「気道閉塞を生じた食物の誤嚥」による死亡症例数の比率(2006年)

参考文献11)より引用

窒息を防ぐには

図2-9は、日本歯科医師会が作ったチラシの一部分で、窒息の原因となった食品が挙げられています。[9] これは子どもだけではなく高齢者まで含めたデータですが、もち、ごはん、パンのほかにも、お団子やカップ入りゼリーなども見られます。

このチラシには、窒息しやすい食べ方も載せています。口を開けたまま食べものをポンと喉の奥のほうに入れ込むと、そのまま飲み込みの反射が起こって詰まりやすくなりますし、うまく噛み切れていない食べものも喉に詰まりやすくなります。また、食べている途中で急にハッとしたり、急に上を向いたりすることも危険です。おしゃべりしながら食べていて、息つぎをした拍子に食べものが喉に吸い込まれてしまうということもあります。

では、窒息を防ぐためにはどんなことに気をつければよいのでしょうか。ここには、窒息予防の食べ方のポイントとして次のことが挙げられています。

●ひと口の量は無理なく食べられる量にしましょう。
●食べものをひと口入れたら、いつもより5回多く噛むようにしましょう。
　目標はひと口30回噛むことです。
●しっかり噛んで唾液とよく混ぜ合わせてから飲み込みましょう。
●よく噛んで食べることは肥満の解消・予防にもなります。

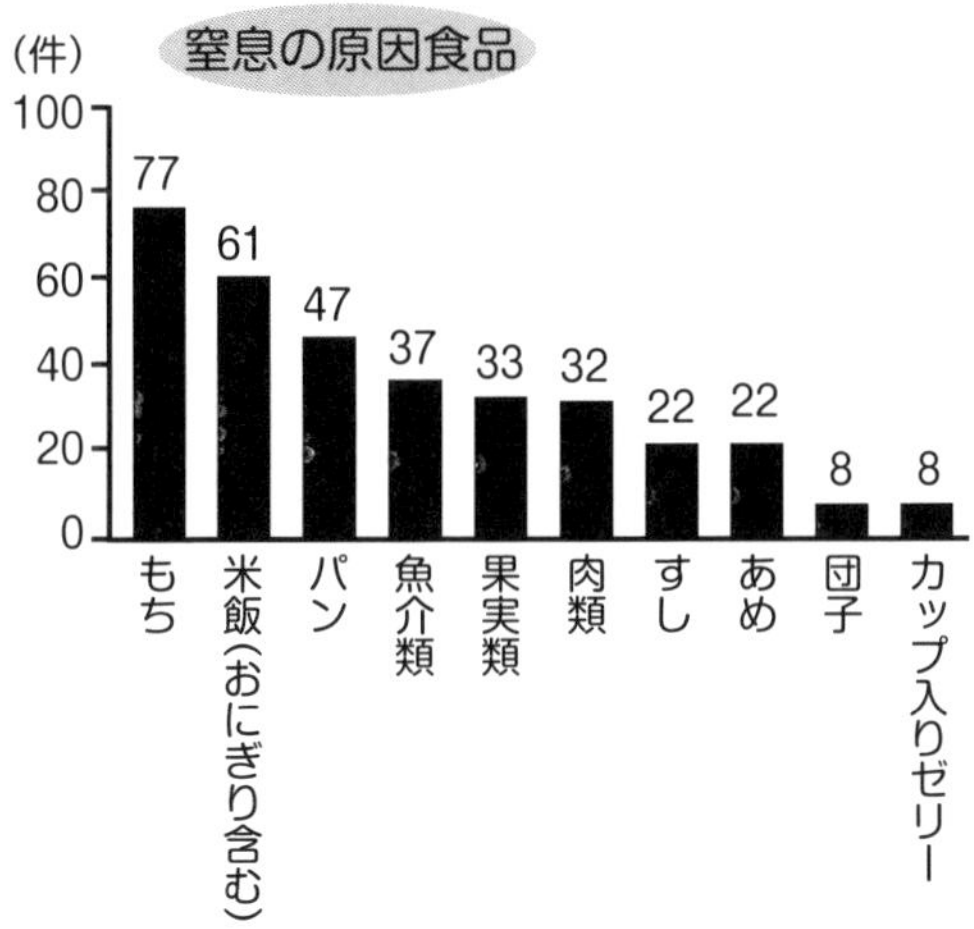

平成19年度厚生労働省特別研究
『食品による窒息の現状把握と原因分析』より改変

Point

- 一口の量は無理なく食べられる量にしましょう。
- 食べ物を一口入れたら、いつもより5回多く噛むようにしましょう。目標は一口30回噛む事です。
- しっかり噛んでだ液とよく混ぜ合わせてから飲み込みましょう。
- よく噛んで食べる事は肥満の解消・予防にもなります。
- 歯のない方は入れ歯を入れてしっかり噛みましょう。
- 離乳期の乳幼児は口の中の状態や機能に合った食べ物を与えましょう。

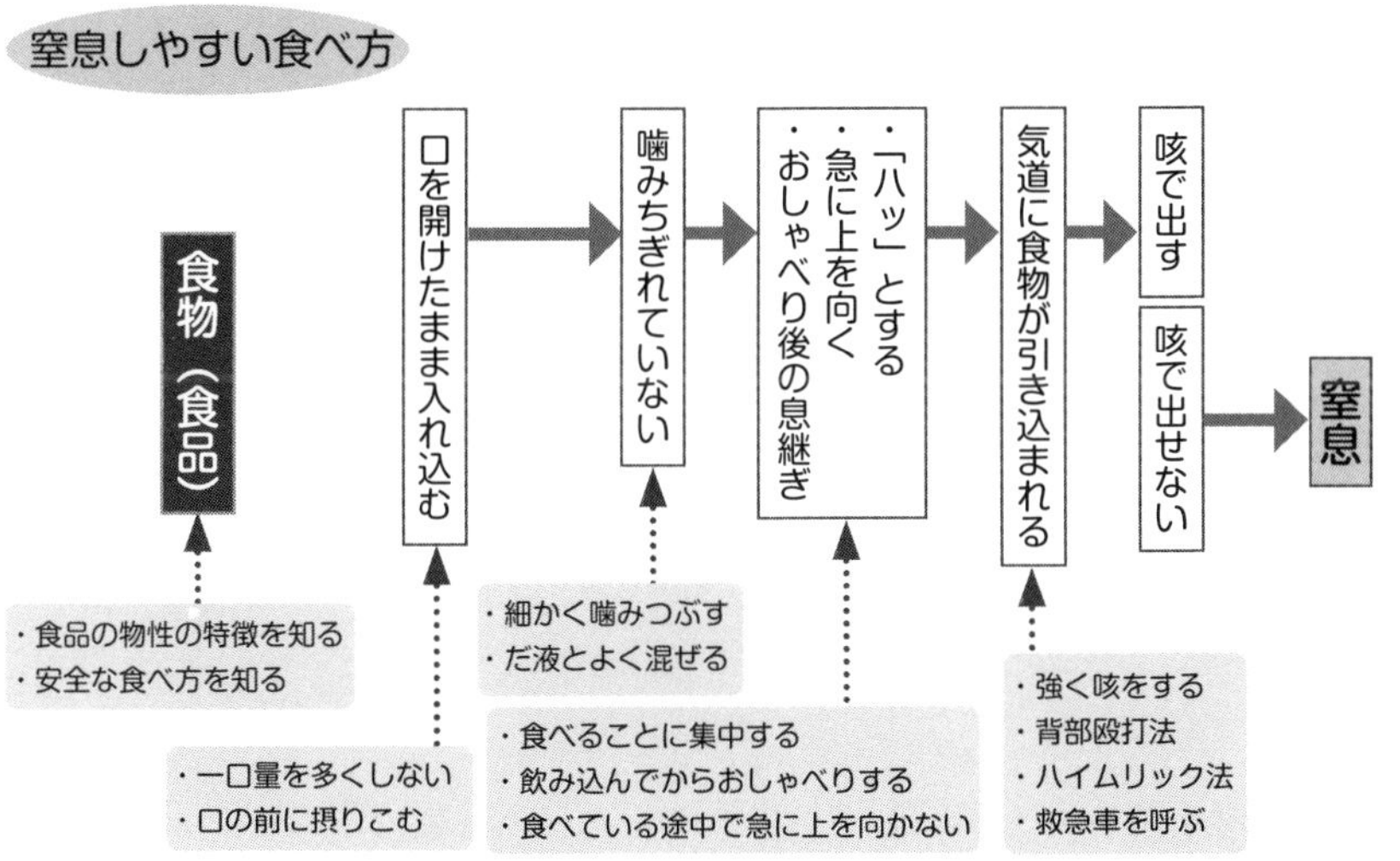

図2－9：窒息の原因食品と窒息しやすい食べ方、窒息予防のポイント

日本歯科医師会「窒息予防チラシ」より抜粋

●歯のない方は入れ歯を入れてしっかり噛みましょう。
●離乳期の乳幼児は口の中の状態や機能に合った食べものを与えましょう。

実際に、子どもの食べものによる誤嚥・窒息事故は4歳以下の幼児に起こりやすいという状況があります。原因となる食品として、あめやピーナッツのリスクが高いことは一般にもよく知られていますが、パン、お団子、ミニトマトなどの野菜、ブドウなどの果物、菓子類で事故が起きたという報告も多く見られるので、これらの食品についても注意が必要でしょう。

今は、1歳未満の子どものための「ベビー用おやつ」が市販されていますけれども、かなりの数の保護者が窒息事故には至らずにすんだものの、子どもがベビー用おやつを喉に詰まらせそうになった経験をしているという報告もあります[12]。ベビー用おやつは唾液を吸うとフワフワになり、そのまま飲み込めるような形状になるのですが、食べている途中でポキッと折れてしまったりすると、奥歯が生えていない子どもはあわててしまい、どのように処理すればよいかわからなくなることがあります。この時にお母さんが気づき、子どもの口からおやつを取り出して、ことなきを得たというケースも多いと聞いています。実は、ベビー用おやつには、「保護者の見ていないところで与えないでください」、「食べている様子を見ていてください」といった注意書きがされていることが多いのです。ベビー用おやつにも、窒息防止の十分な配慮が必要だと思います。

また、窒息防止には自分の噛む力に合った食品を選ぶことが重要ですが、低年齢の子どもはそれを判断する能力がまだ育っていないので、周りの大人が判断するしかありません。次に、乳幼児が窒息を起こしやすい食べものを挙げますので、参考にしてください。

●丸くてすべりやすいもの

あめ、ピーナッツ、ミニトマト、皮つきのブドウ、お団子類、キャンディチーズ、枝豆など

※丸いものは、すべってしまってうまく奥歯で噛めないことがあります。噛めずにすべって喉に詰まってしまう危険性があります。

●水分を吸ってくっつきやすいもの

パン、もち、ウエハース、ラムネ菓子、豆菓子などの菓子類など

※喉に張りついてしまう場合があります。

●咀嚼能力が向上しないと噛み砕きにくいもの

生のにんじん、リンゴ、こんにゃく、ソーセージ、かまぼこなど

※これらの食品は1~2歳ぐらいの子どもには、なかなか処理しにくいものです。皮つきのソーセージは噛むとツルッとすべるのでうまく噛めませんし、かまぼこやこんにゃくは弾力性が強いのでなかなか噛み切れません。

このようなものが事故を起こしやすい食べものですが、皮がついているものは皮をむい

てあげる、2分割または4分割してあげると、噛みやすくなることもあります。このように、形の問題を処理すれば噛みやすくなるものはありますが、やはり、あめやピーナッツはお勧めできません。

ここで、食べものによる窒息事故への対応をまとめておきます。

まず、低年齢の子どもに対しては、乳歯の生え方や噛む力に合わせた食べものを周囲の大人が確認して与える必要があります。日常的に食べているものが多いだけに、危ない食べものをすべて使用禁止にするわけにもいかないと思いますが、調理形態や与え方などを十分に配慮するようにしましょう。

危ない食べものだけに限らず、ごはんを喉に詰まらせる子どももいますし、パンも軟らかい部分は唾液を吸うとかたまりになることがあるので詰め込み食べをする子どもにとっては危険な面があります。ですから、食べ方によっては、ほとんどの食品に窒息のリスクがあることを心に留めておいてほしいと思います。

詰め込み食べや丸飲みは窒息につながることも多いので、自分に合ったひと口量の調節ができるように、離乳期から食べ方を支援していくことも大切です。

そして、幼児期から学童期を通じてよく噛む習慣を身につけていくことです。唾液とよく混ぜ合わせて食べると喉の通りがよくなるので、窒息予防になるのです。

歯科からの食育の取り組み

「8020運動」と「食育の木」

ここで少し、歯科における食育の取り組みについてお話ししておきたいと思います。２００５年に「食育基本法」が制定され、２００６年からは内閣府を中心として食育推進基本計画が実施されましたが、２００７年６月４日のむし歯予防デーに、歯科関連の４団体が「食育推進宣言」を出しています。この宣言は、食育基本法の制定の流れを受け、歯科に関連するすべての職種は国民的運動である食育を推進し、次のような支援を行うとした上で、二つの支援について述べています。一つは「〈食べ方〉を通して、生涯にわたって安全で快適な食生活を営むことを目的とした食育を推進する」、もう一つが「あらゆる場と機会を通して、口の健康を守り五感で味わえる食べ方ができる食育を推進する」。一つは食べ方からの支援、もう一つはじょうずに食べるのに必要な口の健康の維持と五感で味わう食べ方ができる食育の推進となっているのですが、歯科でもこのような食育を行っているのです。

歯科からの食育の取り組みの中には、80歳になっても20本の歯を残そうという「８０２０運動」もあります。噛める歯が残ると、周りの人達と同じものが食べられますし、自分の食べたいものが食べられます。つまり、「８０２０運動」は、食の楽しみを保って生活の質を高めるという意味で、高齢者のＱＯＬ（Quality of Life：生活の質）の向上につながるわけです。そして、おいしく食べられる健康長寿の８０歳になるための基礎は、乳幼児期から始まっていると私は考えています。乳幼児期によく噛み、口の健康を保つ習慣をつけることが、高齢期になっても口の健康を維持し、おいしく食べることに大きく関わってくるのです。

厚生労働省では、私も参加した「歯科保健と食育の在り方に関する検討会」（２００８〜２００９年）が開催されています。これは歯科の立場からどのように食育を推進するかを考えるもので、検討会の報告書ではそれぞれのライフステージにおける食べ方支援を食育推進の中心に据え、行動目標としては「噛ミング30」を提唱しています[13]。「30」とは30回よく噛んで食べようということに由来しているのですが、「よく噛みましょう」という意図を示したもので、特に30回という回数にこだわっているわけではありません。

この取り組みをわかりやすく図示したのが、図2-10に示した「食育の木」です。歯・口の健康を守ることによって、食べる、話す、笑うという口の機能を十分に保つことが土台で、そのための働きかけとして、生活習慣の支援と歯磨きなどの保健行動の支援があります。この土台をもとに、食べ方を通した食育によってＱＯＬの向上を図っていくわけですが、その食育の中には、「おいしい食事、楽しい会話」、「安全な食べ方を意識した食の選択力」、「五感を使ってよく噛み味わう」、「しっかり噛める歯・口がある」があります。このようなことを達成しながら、QOLの向上を図ろうとしているのです。

それぞれのライフステージにおける食べ方の支援については、小児期は食べ方を育て、成人期は食べ方で健康を維持し、高齢期は食べ方で活力を維持する、としています。なお、高齢期の「活力を維持する」には、じょうずな食べ方で誤嚥や窒息の防止を図るということも含まれています。

小児期は食べ方を育てるステージですから、歯・口の健康づくりをベースに、噛み方、飲み方、味わい方という食べ方の機能発達の面から支援を行っていくわけですが、それには授乳・離乳の段階から積極的な支援を継続していくことが大切です。また、小児期は五感を育てる咀嚼習

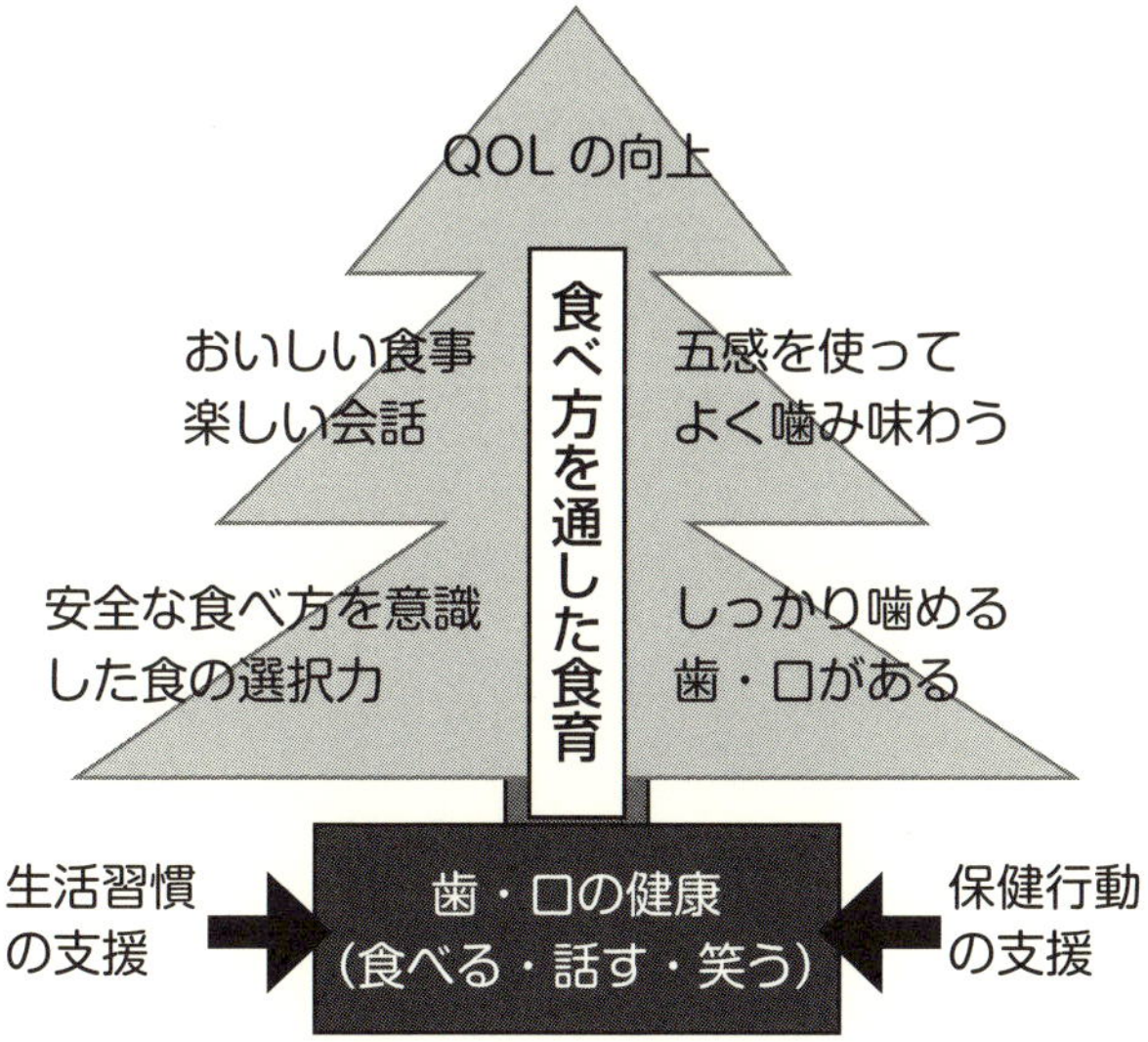

図 2-10：食育の木

参考文献 13) より引用

慣の育成期間となるので、母子保健活動や学校保健活動の中で食育活動を展開していくことが重要だと考えられています。

食育における共食の大切さとこれからの取り組み

第1次の食育推進基本計画（2006～2010年）では歯科としての目標は入っていませんでしたし、子どもに関することも大きく取り上げられていませんでしたが、第2次食育推進基本計画（2011～2015年）になると子どもに関することも取り上げられ、「生涯にわたるライフステージに応じた間断ない食育の推進」、「生活習慣病の予防及び改善につながる食育の推進」、「家庭における共食を通じた子どもへの食育の推進」という三つの重点課題が設けられ、特に子どもの食育では「共食」ということが大きく取り上げられました。

子どもは育っていくにつれて、家庭から保育園、幼稚園へと共食の場を広げていくものですが、まず家族で食卓を一緒に囲むことで家族の絆や親子関係を育むことができます。そして、親や兄姉、あるいは友達と一緒に食べることで、新しい食材や新しい食べ方を学習することができます。今まで食べたことのないものでも、共食の場でならば、「これは食べていいものだ」という認識がすんなり頭に入ります。一人で食べていると、いくら言葉で「食べてごらん」と言われてもなかなか食べる気にならないけれども、皆と一緒に食べているとちょっと食べる気になります。皆の食べ方を見て「ああいうふうに食べればいいんだ」と気づき、自分も手を出してみようという気になるのです。このように、新しい食材の受け入れや新しい食べ方の学習の面から見て、共食はとても重要だと思います。

また、皆と同じものを食べて「おいしいね」と共感することも、食べる意欲を高めるのにとても重要です。子どもは食べたことがないものを避けがちですし、特に年齢が低いうちは経験のない食べものに対する偏食が結構ありますが、食べたことのないものでも皆が「おいしい」と言っていると、手を出すことがあります。そのようにして、少しずつ味わっていくことで、だんだん食べられるようになることもあると思います。さらに、保育園、幼稚園、そして学校へと共食の場が広がると、皆で挨拶をして食べる、皆で分け合って食べるといったマナーの学習にもつながってくるでしょう。

現在進められている第３次食育推進基本計画（２０１６〜２０２０年）では、歯科からの目標として、「ゆっくりよく噛んで食べる国民を増やす」が掲げられています。第２次の際にも「よく噛んで味わって食べるなどの食べ方に関心のある国民の割合の増加」という目標がありましたが、この時は食べ方に関心を持ってもらうことを主眼としていました。第３次は実践する人を増やすということで、行動目標的なものに移ってきたわけです。肥満を防止し、健康長寿にもつながる「ゆっくりよく噛む食べ方」の習得を推進していこう、という目標です。実は、第３次の目標にも「味わって」を入れたかったのですが、「ゆっくりよく噛む」に比べると「味わう」は客観的な評価が難しく、残念ながら入れられませんでした。

現在歯科では、図表図2－11に示されているように、口の健康を保つことで、「健口」と「健康」の支援を行っていこうとしています。窒息予防も含め、「口と全身の健康増進」と「口腔疾患の予防」という目標のもと、じょうずな歯磨きを教える、口の癖を治す、フッ化物を応用するといった口に関する健康支援・病気予防を行い、食べる力を育てる、生活リズムを整える、そして味覚を含めた五感を育てるという面にも関わりながら、健康な心と身体を育み、食を楽しんで豊かな人間性も育む食育支援ができればと考えています。

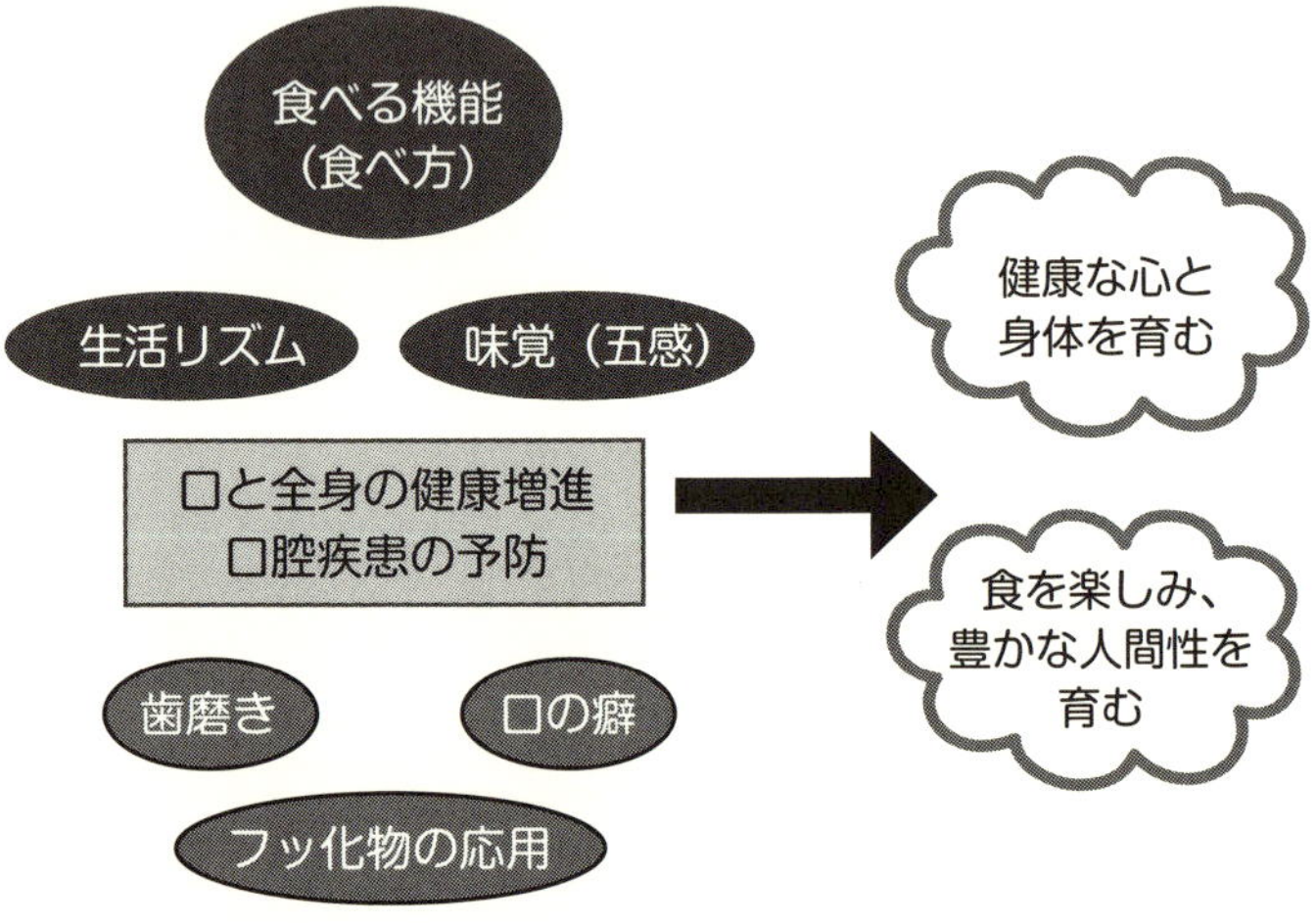

図2-11：歯科からの食育支援＝健口・健康支援

Q&A

お口と「食べる」の悩み相談室

食べものを口の中にため込む子ども

Q1 肉や魚を飲み込むことができず口の中にため込んでしまう子どもには、どのように対応すればよいでしょうか。

A1 口の中にため込んでしまう原因は、年齢によっても違ってきます。1〜2歳ぐらいでは、うまく処理できない食べものを口の中にためて飲み込まないというケースがよく見られますが、これはそれほど深刻な問題ではないと思います。

かたまりの肉やパサつきやすい魚などをよく噛んで唾液と混ぜ、飲み込みやすい形にするのは、1〜2歳でまだ噛む力がそれほど育っていない子どもにとって、難しいことです。飲み込みやすい形にできない時、子どもの行動は、口の中にためる、口から出す、丸飲みする、の三つに分かれます。飲み込みやすい形にならなかったら口から出すのが一番賢いのでしょうが、口から出すと親がいやな顔をするといったことで口の中にためる子もいますし、食欲がまさっている子は何とか丸飲みしてしまいます。

この場合、乳歯の生え方や噛んでいる様子を見ながら、徐々に歯を使った咀嚼《そしゃく》を練習していくことが重要なので、長い目で見ていってよいでしょう。飲み込みにくそうならば、「出しちゃってもいいよ」というくらい余裕を持った対応でよいかと思います。煮込みハンバーグのように汁気があると食べやすくなりますし、かたまりではなく薄切り肉に包丁を入れたり、魚にはとろみを加えたりするといった工夫をすると、生えたての奥歯だけでも噛んで飲み込みやすくなるでしょう。

一度にたくさんほおばってしまう子どもは、ひと口量が多すぎてうまく噛むことができなくなっていますから、ひと口量の調節を介助し、いつもより少なめのひと口にして噛みやすくしてあげるといった対応も必要になってくるでしょう。

年長児になると、機能的な要因だけではなく、環境的要因や心理的要因も絡むことが多くなってきます。奥歯が生えそろう3歳を過ぎてもためる食べ方をする子どもには、食欲がないということも考えられます。寝る時間が遅くて睡眠不足だったり、体を動かす遊びが少なかったりすると、食欲がわかず、あまり食べたくないので、口の中にためてしまうことがあるのです。また、食欲があまりないと、食べやすいものならば食べるけれども、肉や野菜などの咀嚼が必要な食べものは食べたくなくてためてしまうという傾向もあるようです。ですから、年長児の場合は、睡眠や遊びの状況を見ながら生活リズムを調整していくといった配慮も必要です。

もともと小食の子どもに無理に食べさせることで、ためて飲み込まない行動につながってしまうこともあります。そういう子には「おいしいね」などと話しかけ、ある程度の量を食べられたら「もうちょっと食べてみる？」と本人の意思を尊重した声かけをして、食べる意欲を育てていくことが大切です。「食べられた！」という達成感を味わえるような対応をすると、自分で食べようという意欲をそこなうことなく、少しずつ食べる量も伸びてくるでしょう。小食の子に、無理に「食べなさい」と言うと、それがプレッシャーになって、余計に食べられなくなってしまいますので、そうならないように注意してほしいと思います。

あまり噛まず飲み込んでしまう原因と対応は?

Q2 あまり噛まずに飲み込んでしまう子がいるのですが、その原因は何でしょうか。調理上の配慮も含め、どんな対応をすべきかを教えてください。

A2 奥歯が生えたての子どもや、生えている途中の子どもに対しては、食材や調理法の工夫が必要になります。子どもの噛む力に合わない食べものでは、咀嚼が育ちにくくなるのです。離乳食の段階では舌や歯茎でつぶせる軟らかな食べもので食べる機能を獲得していくわけですが、ずっと軟らかすぎる食材や細かく刻んだ食形態のままだと、噛まずにそのまま飲み込んでしまうことが多くなります。といって、急に硬いものを与えても奥歯で十分に咀嚼できないので、やはり、ためたり、丸飲みになったりしがちです。

ですから、歯の生え方や噛む力に応じた食べものの選択が重要です。1歳代には、煮野菜、卵焼き、肉団子、煮込みハンバーグといった噛みつぶす程度で処理できる食べものを少し大きめにして与えると、前歯で噛み取り、奥歯で噛みつぶすことを覚えられます。いも類では、さつまいもはパサパサになってうまく処理できないことがありますが、カレーやシチューに入れた少し大きめのじゃがいもは、ルーがつなぎの役目を果たしてくれるので処理しやすかったりします。このような食形態と調理の工夫で、前歯で噛み取り、奥歯で噛みつぶすことを練習していくとよいと思います。

口いっぱいにほおばる食べ方や、ひと口サイズの食べものを口の奥のほうに取り込むような食べ方でも、噛まずに丸飲みしやすくなります。実は、喉の奥のほうに食べものが入ると反射が起こり、食べものをそのまま飲み込もうとします。反射が起こると結構大きなものでもそのままゴックンと飲んでしまうしかない状況になるので、危険です。放り投げたものを食べたりすると、急に喉の奥のほうに入るので反射が起こり、喉に詰まる可能性もあるため、口の前方で食べものを取り込むことがとても大事です。ですから、いっぱいほおばってしまう子どもにはひと口量の調整と唇から取り込む捕食《ほしょく》を覚えることが重要になると思います。

年長児でよく噛まずに丸飲みする子どもの場合、口唇《こうしん》の閉鎖の状態や食環境の確認も必要になると思います。口で呼吸している子どもは、口を閉じてよく噛んでいると苦しくなるので丸飲み傾向が見られやすいのです。口呼吸の子には、鼻呼吸がうまくできないので口呼吸をするタイプと、癖で口呼吸になっているタイプの二つがあるので、分けて考える必要があります。まず鼻呼吸ができるかどうかを確認して、鼻のアデノイドが大きい、アレルギー性鼻炎や鼻疾患があるといった理由で口呼吸になっている子どもには、耳鼻科の受診を勧めるのがよいと思います。

癖や習慣で口呼吸をしている場合には、口を使った遊びで口を閉じる力をつけていくとよいでしょう。鼻呼吸を少しずつ意識づけていく中で、口を閉じて噛むことにつなげていければよいのですが、このようなアプローチは2~3歳以降にならないと難しいところがあります。けれども、このようなアプローチをして口を閉じて噛むことを意識づけることは重要です。

年齢が少し高くなると、家族が早食いだったり、親が忙しくてせかされて食べていたりする子どもに丸飲みが見られやすくなります。しかも、このような場合、親は自分が早食いなので子どもが早食いであることをあまり認識していないことが多かったりします。早く食べてくれたほうが、親にとって都合がよいわけです。そうすると、食卓に飲みものをポンと置いて、水分で流し込みながら食事をする子どもも見受けられるようになります。小学生でも水分で流し込んで食べる子は多いので、水分のとり方には幼児期から注意が必要です。お吸いもののような汁もので食事をするのはよいのですが、水などの飲みもので流し込むような食べ方は避けてください。水、お茶、牛乳などは食後に与えるようにして、できるだけゆっくり食べられるように食環境を調整してほしいと思います。

水分や食べものでむせる子ども

Q3 水分や食べものでよくむせる子どもには、どう対応すればよいでしょうか。

A3 乳幼児のむせは、水分や食べものを十分に処理できない時に起こりやすくなります。水分は流れが速いので、飲んだ時に自分が思ったよりも早く喉のほうに移動してしまい、むせが起こりやすくなるのです。ですから、水分を一度口の中にためてから飲み込むことができないうちは、むせやすくなります。むせを避けるためには、上下の唇ですする飲み方が重要です。すすることで一度水分を口にため、それから口を閉じてゴックンするという飲み方を覚えましょう。上唇をじょうずに使ってすする飲み方を練習する時、最初からコップを使うのは難しいことがあります。その場合は、少し大きめのスプーンやれんげの横からすすることから始めてみるとよいでしょう。そのあとでコップを使うと、コップからでもすする飲み方ができるようになると思います。

また、ビンのままラッパ飲みをすると成人でもむせることがあるように、上を向いて飲むと水分が速いスピードで喉の奥のほうに移動してしまうので、むせやすくなります。ですから、顔は上向きではなく、少し下向きにして、コップのほうを傾けて飲むようにしてください。

どんどん離乳食の食形態を進めてしまうと、飲み込みやすい形態まで処理できずに、むせやすくなってしまうこともあります。離乳食は、一つのステップをしっかりクリアしてから次のステップに移ってほしいと思います。また、食べる時は少しあごを引いた姿勢にすると、喉の周りの筋肉が緊張しないので、じょうずに食べることができます。姿勢に気をつけながら、ゆっくりと離乳食をステップアップしていくとよいでしょう。

好き嫌いが多い子どもへの対応

Q4 好き嫌いが多い子どもには、どのように対応すればよいでしょうか。

A4

離乳期から幼児期前半は、味というより食形態に関連した好き嫌いが多く、咀嚼機能に合った食べものかどうかが好き嫌いを決める大きな要素です。つまり、口から食べものを出してしまうのは、「嫌い」のサインではなく、「うまく処理できない」のサインだったりすることがあります。

離乳期の頃は、粒々があるくらいで口から出してしまう子や、逆になめらかなものが不得意な子もいて、食感の好みはかなり個人差があります。少しの粒々があっただけで口から出してしまう子は、しばらくなめらかな状態を続けてから、少しずつ粒を入れていくというやり方がよいと思います。

また、1歳を過ぎても歯の少ない子どもは普通のパンよりもパンがゆを好んだりします。

軟らかいパンがゆならば食べられるけれども、普通のパンは処理しにくいので嫌うわけです。この場合、手づかみ食べができる段階で、耳を落とし細く切った食パンを軽くトーストしたものを与えて噛むトレーニングをするなどして、徐々に噛む力をつけていくとよいでしょう。乳歯が生えそろう前もうまく噛めないものを嫌う傾向があるので、食材の選択や調理法を工夫しましょう。

一方、1歳を過ぎるとそろそろ素材そのものの味が苦手という場合も出てきます。特に野菜の味が苦手なことが多いようですが、だしや調味料で味に変化をつけると食べられるようになることがあります。1歳過ぎならば、カレー味やケチャップ味にしてみると食べやすくなることもあるでしょう。あまり無理に食べさせようとせず、少し様子を見ながら、家族や周りの大人が食べるところを見せて「おいしいよ」と声をかけたり、おなかがすいた時に少し先に食べさせてみたりして、食べさせ方の工夫もしていくとよいと思います。

幼児期後半になると、好き嫌いの問題は食べる意欲（食欲）や生活環境との関連が深くなってきます。3歳を過ぎて噛む力が充実してくると、食形態による好き嫌いは減るのですが、食べる意欲がない子どもによく噛む必要がある食べものを嫌う傾向が出てくるのです。この場合、食事と食事の間隔をしっかりあけたり、おやつや甘味飲料を控えてもらったりしておなかをすかせておくなど、生活リズムを整えることが重要です。

もう一つ大切なのは、家族や友達と楽しい食卓を囲むことで食べる意欲を高めることです。一緒に買いものへ行ったり、調理や食事の用意を手伝ったり、野菜の収穫を体験するといったことも効果的でしょう。野菜の収穫体験は保育園の食育でも行われていると思いますが、たとえばトマトが食べられない子でも、自分が収穫したトマトだと「おいしい」と言って食べたりします。自分が育てたり、収穫するのに関わった食材だと、「ちょっと食べてみようかな」という気になるのです。幼児期後半には味覚も発達してくるので、味による好き嫌いも始まります。少しでも不得意な食材を食べられたら「じょうずに食べられたね」と褒めてあげましょう。そして、家族や友達と一緒の食事の中で「おいしいよ」と伝えていくうちに、少しずつ食べられるようになっていけばよいと思います。

口を開けたまま食べる原因は?

Q5 **口を開けたまま食べる原因は何でしょうか。また、対応はどうすればよいでしょうか。**

A5 唇を閉じる力が弱い子は、口を開けたまま食べることが多くなります。乳児期にはあごも口の中の容積も小さく、口の中は舌でいっぱいになっていますから、鼻呼吸をしています。乳児は口を閉じなくても鼻呼吸ができる一方、唇をじょうずに閉じにくいのでよだれが多くなるのです。離乳期以降になると唇を閉じる力が増してよだれが減りますが、口の中の容積も広がるので、意識的に口を閉じないと鼻呼吸につながらないようになってきます。すると、口を開いたままの子どもの中には、口で息をするほうが楽だと学習してしまう子も出てきます。このように、赤ちゃんの時には自然に鼻呼吸をしていたのに、だんだん口呼吸に変わってくることもあるのです。

離乳食を進める中で捕食がじょうずになると、通常は口唇を閉じる力が増してきて口唇閉鎖ができるようになりますが、いつも口を開けている子は口を閉じる力が弱いので食べる時にも口を開けたままで、ペチャペチャと音がする食べ方をしたり、ものをこぼしやすい食べ方になったりします。もしも鼻の病気でうまく鼻呼吸ができないのであれば、耳鼻科を受診して鼻の疾患を治療することが優先されるでしょう。

しかし、一度風邪などで鼻がつまって口で息をする習慣ができると、そのほうが楽なので口呼吸が主になってしまう子も結構います。そのような子は、唇を使った遊びをしたり、かじり取りを含めて唇と前歯でじょうずに食べものを取り込む食べ方をしたりして唇を閉じる力を高め、少しずつ口を閉じて食べる練習をしていくとよいでしょう。もう少し年齢が高くなったら、唇を閉じる力を高めるトレーニングを行うことを視野に入れてもよいと思います。

口唇閉鎖は、喉の疾患や感染症の予防にも深く関連します。その意味で、生活の中で意識して口を閉じられるようになることは、子どもの将来にとって非常に大きなメリットだと思います。

遊び食べをする子どもへの対応

Q6 遊び食べをする子どもには、どう対応すればよいでしょうか。

A6

遊び食べは、幼児にはよく見られる食べ方の問題です。特に1～2歳ぐらいではなかなか食べることに集中しづらく、おなかがいっぱいになってくると食べものので遊び始めたり、食卓を離れたりしがちです。1～2歳では言い聞かせて遊び食べをコントロールするのは難しいので、適当なところで食事を切り上げる対応も必要でしょう。

3歳を過ぎても遊び食べが見られるような場合には、もともと食に関心が薄い、食欲がない、気が散って食事に関心が向かない、といった原因が考えられます。食に関心が薄い子には、食事を強要せずに適度なところで切り上げる一方、どうしたら食欲がわくかを考えてあげるとよいと思います。

食欲がない子の場合、もともと小食な場合もありますが、ほかにいろいろなものを食べていておなかがすかないというケースもあるので、その子の生活全体を見ることが必要です。間食や甘味飲料が多いならば少し減らす、遊びが足らないようならば十分に体を使った遊びをさせるなどして、おなかがすいた状態で食卓につけるようにできれば一番よいでしょう。同時に、よく食べた時には褒めてあげて、食事への関心を高めていきましょう。

子どもにとって、集中して食べるのはなかなか難しいことです。その上、周りにおもちゃがあったり、テレビがついていたりする食事環境では、なおさら集中して食べられなくなります。また、親がスマートフォンに夢中だったりすると、かまってもらえない子が遊び食べを始めたりします。食事の場での会話は重要ですが、おもちゃやテレビといった気が散るようなものは避けて食の環境整備をすると、少しずつ遊び食べが減ってくると思います。

ばっかり食べの子どもに三角食べを教えたい

Q7 **ばっかり食べをする子どもには、いつ頃から三角食べを教えていけばよいでしょうか。**

A7 三角食べを教えるのは、ある程度理解力が高くなった年長児や小学生くらいにならないと難しいでしょう。メインのおかずを食べてくれれば、あとは適当につまめばいいというふうな食事の与え方をしている家庭もあるようで、実は家庭では、ばっかり食べが結構多いのかもしれません。ただ、食欲がまさるあまり早食いする子どもに対して「ちょっと順番に食べてみようね」と声をかけることで、食べる速度をコントロールすることはできると思います。

集団での食事のマナーを教えるには

Q8 4歳児に集団での食事のマナーを教えるには、どのようにすればよいでしょうか。

A8 叱ったり、注意したりするよりは、よくできたら褒めることが重要です。4歳ぐらいになると理屈も少しずつわかってくるので、わかりやすく説明して理解してもらうようにします。それから、よくできた時には「今回はよくできたね」と褒めてあげると、それが子どもの中でよい行動として位置づけられるので、能力が伸びる可能性が高くなると思います。

何度もおかわりする子どもへの対応

Q9 早食いで、何度もおかわりするような子へはどう対応すればよいでしょうか。

A9 皆より先に食べたいといったことで頻繁におかわりすることもあるので、おかわりをするよりも注目されるようなことを工夫してみてはどうでしょうか。たとえば、テレビ番組でよく見る食レポのように、「どんな味だったか」や「どんな食べ心地がしたか」を聞いて、味や食感を皆に伝える場を作ってあげたりすると、自分でも考えながら食べなければいけないと思うようになるのではないかと思います。食べた時にどんな音がしたかを発表してもらうのも、おもしろいですね。そんなふうに、本人に確かめながら食べてもらうことで、よく噛むことや、ゆっくり味わうことにつながることがあると思います。また、調和をもって皆と一緒に食べることを意識づけていくことも重要でしょう。

1、2歳児と5歳児、同食材で調理の両立は?

Q10 **保育園で、1～5歳児の食事を同じ食材で作っています。1～2歳児が食べやすい食形態の食事と、5歳児ぐらいの噛みごたえがある食事は、どうすれば両立できるでしょうか。**

A10 離乳期は除き、1～5歳までの食事でどちらに焦点を合わせるかは、園によって体制の違いもあるので難しい問題だと思います。1～2歳児には同じ食材でも少し加熱時間を長くして、軟らかさを確保するとよいでしょう。自分でかじり取る食べ方を覚えることを考えると、何でも細かく刻むのはあまりお勧めできませんが、食材の大きさやかたさを変えることで、同じ食材でも噛みやすさや噛みごたえが変わってくると思います。

イカや煮豆、窒息予防の工夫は？

Q11 **窒息事故の予防のため、イカや煮豆は使わないようにと言われていますが、食べても大丈夫なような工夫はあるでしょうか。**

A11 イカは、第一乳臼歯《にゅうきゅうし》が生えた1歳6か月～2歳6か月ぐらいの段階でも噛みにくくて難しいです。3歳を過ぎて、第二乳臼歯が生えてくると、少しずつ食べられるようになると思います。乳歯が生えそろう前ですと、かのこ切りにしたイカでも難しいと思うので、食べさせるのは少し待ったほうが無難でしょう。

煮豆は、皮をうまく噛めないまま喉へ入ってしまうと危険です。けれども、皮まで軟らかく煮て、少し力を加えれば噛みつぶせるくらいのものならば、奥歯が生えたあとならそれほど大きな問題はないでしょう。軽くつぶした状態にしてあげれば、さらに食べやすくなると思います。

母乳やミルクだけ、いつまで続けてよい？

Q12 **母乳やミルクだけでどのくらいまで続けていてよいのでしょうか。**

A12 1歳半健診で、卒乳していないだけではなく、離乳食をほとんど食べていない子どもが見受けられるという話もあるようですが、この問題に関しては、まず保護者の考えを十分に聞いてみる必要があると思います。稀ですが、アレルギーについて相談した時に「アレルギーが心配なら、母乳を続けていればいいよ」というふうな言い方をする医師もいないわけではないのです。そのような理由で母乳を続けているケースもあると思われます。それから、うまく離乳食を食べてくれなかったのであきらめてしまった、まだ母乳もたくさん出るし面倒くさいから離乳食はあとでいい、というような場合もあるかもしれません。

なぜ6か月ぐらいから離乳食を始めるかというと、これは口の機能の問題だけではなく、子どもの成長の問題もあるからです。実は、母乳には鉄分が非常に少ないのです。生後半年ぐらいは胎児期に母体内で蓄えた鉄で補うことができますが、7～8か月頃になると母乳だけでは鉄が不足して貧血になりやすいと言われています。ミルクでも鉄分は少なめなので、1歳を過ぎたら少し鉄分が補われているフォローアップミルクを勧める医師もいます。つまり、貧血などの防止の面で離乳食の必要性は高いのです。6か月ぐらいで離乳食を始め、貧血の起きやすい8か月ぐらいには鉄分の多い肉などの食品を摂取していくという対応は、小児科において全身的な成長の面から勧められていることです。母乳だけでプクプクと育ち、栄養がとれているように見える子が実は貧血だったということもありますから、保護者には離乳食の必要性の話をしてほしいと思います。

次に、1歳を過ぎたけれども離乳を始めましょうとなると、どう始めるかが問題になります。1歳ですから口の中はある程度成長していますが、通常の月齢に応じた食べものはまだ難しいので、離乳食の最初のステップから始める必要があります。ただ、1か月、2か月と練習しなくても、そのステップをクリアできたら、どんどん次のステップに進めていってよいでしょう。最初はなめらかなペースト状のものから始めますが、口の中の状態自体はある程度形のあるものも処理できる段階になっているので、早めにステップアップしても問題は少ないと思います。

発達障害の子どもへの対応

Q13 発達障害の子どもには、どんな対応が必要になりますか。

A13 発達障害があり、食べることにこだわりの多い子どもも多いものです。色や食感へこだわりを持つほかにも、さわられることに対して過敏に反応する感覚過敏もあります。感覚過敏の場合、食感が少しでも自分に合わないと拒否することがありますし、白いものしか食べないといった場合もあります。

発達障害が食の問題のベースにあることがわかった場合、あまり無理をせずに受け入れられるものを中心に少しずつ幅を広げていくといった対応が大切です。たとえば、白いごはんと白い牛乳しか受けつけない子どもだったら、牛乳はシチューに使えないか、シチューにじゃがいもが使えないか、というように少しずつ白いものの幅を広げていきます。そのうちに、白いシチューの中にほかの色の野菜が少し入っていても食べられるようになるかもしれません。一気に受け入れていないものまで食べさせようとするのは難しいので、少しずつ幅を広げましょう。また、感覚過敏の子どもの場合、感覚過敏の程度が非常に強い子と、比較的軽い子がいるので、アプローチに幅を持たせることも重要だと思います。

噛むことと、あご、歯の発育の関係は?

Q14 **よく噛むとあごが発育するという話を聞きましたが、逆に噛まないとあごの発育に問題が生じるのでしょうか。噛むこととあごや歯の発育の関係を教えてください。**

A14 あごは噛むことだけで成長するわけではなく、あごの大きさや歯の大きさには遺伝的要素が大きく働きます。ただ、骨の成長は栄養や運動によって変わることもあるので、あごの大きさ自体は大きく変わらないものの、十分な栄養と運動が与えられると骨の質がよくなったり、骨に厚みが出てきたりします。ですから、よく噛むことで歯を支える骨の発育がよくなる部分はありますが、どんどんあごが大きくなって、歯並びがよくなるという保障はありません。やはり、子どものあごの発育や歯並びは、親にかなり左右されるところがあると考えてもらってよいと思います。

かじり取りの練習、生野菜スティックでＯＫ？

Q15 かじり取りの練習に、生野菜のスティックを使ってもよいでしょうか。

A15 Ｏ－１５７の食中毒が注目を浴びて以降、生の野菜は集団給食では扱わないようになりましたし、大きめにかじり取ると喉に詰まりやすかったりする生野菜のスティックは、１～２歳には難しい食材だと思います。徐々にかたさを調節することができる茹で野菜のほうが、かじり取りの練習用の野菜スティックとしてはふさわしいのではないかと思います。

食事後、激しく遊ぶと吐いてしまう

Q16 たくさん食べたあとで激しく遊ぶと吐いてしまう子どもがいるのですが、どうすればよいでしょうか。

A16 子どもは体が小さいだけに、口から胃の距離も短くなっています。ですから、食べたものが一度胃に落ちたとしても、たくさん食べたあとに激しく動けば、やはり吐いてしまいます。ですから、食後に少し休んでから動くようにしたほうが無難だと思います。

3歳でチュチュと吸い食べをする子どもには?

Q17 保育園で栄養士をしています。3歳になった子どもがチュチュと吸い食べをします。でも、大好きな鶏肉を焼いたものは奥歯でしっかりと噛んで食べることができます。嫌いな食べものだから吸い食べをするのかと思いましたが、時間をかけてもちゃんと食べているので、好き嫌いで吸い食べをしているわけではないようです。保育士も一生懸命に「もぐもぐするんだよ」と言い聞かせていますが、「もぐもぐ」という言葉の意味をわかっているかどうかも疑問です。また、この子はなかなか乳離れをしなかったため離乳開始の時期が遅く、食の経験が乏しいままで保育園に入ってきたようです。このような子どもの場合、どのように対応していったらよいでしょうか。

A17 食の問題は、年齢が上がるにつれて心理面との関わりが強くなるものです。特に、チュチュと吸うように食べる吸い食べは、指しゃぶりと同じように口の楽しみ的な要素があります。この子の場合、哺乳に対する執着が強かったということから考えると、哺乳のような動きをして楽しんでいる部分があるように思います。吸うことへ向いている気持ちが、食事の時に吸い食べという形で発揮されているのかもしれません。

実は、吸い食べをする子どもには二つのタイプがあります。一つは吸い食べ自体が好きな子、もう一つは眠くなったり、食べ飽きたりした時に吸い食べをする子です。二つめのタイプは、赤ちゃん返りのようになって慣れ親しんだ口の動きに戻ってしまい、吸い食べになると考えられます。指しゃぶりと同様に、吸い食べを一気にやめさせるのは、なかなか難しいことです。また、吸い食べが子どもの気持ちの上で救いになっている部分もあります。ですから、まずは、どういうものなら噛む動きが出てくるかを見ていき、そこから噛むことのできる食品の幅を広げていけば、吸い食べを少しずつ減らしていけるのではないかと思います。

言葉の理解に関しては、3歳後半ぐらいにならないと難しいでしょう。けれども、もう少しすると社会性も出てきて、大人の言葉を聞いて認識することができるようになってきます。それまでの間は、食べられるものの幅を広げていきながら、周りの大人が噛むことを教えていくというアプローチをしていけばよいのではないでしょうか。保護者がどんな考えで子どもにアプローチしているかによっても対応は違ってきますが、満たされない気持ちを口で表現しているうちに、それが癖になってしまったところがあるようですので、見守りながら食品の幅を広げていってほしいと思います。

2歳児、丸飲みに近い食べ方

Q18

2歳と7歳の子どもがいる保護者ですが、保育園から2歳の子が噛まずに飲み込んでいると連絡があり、悩んでいます。家庭では、お兄ちゃんよりおかわりが早かったり、自分の分を食べてしまったらお兄ちゃんの分を取ったりすることがあります。丸飲みする子どもは離乳の完了が早い傾向があるということですが、2歳の子も離乳完了は早いほうでした。この場合、食事を一つ前の段階に戻したほうがよいのでしょうか。

A18

離乳完了が早い子は、離乳の中でのステップをとばしてしまった結果、丸飲みに近い食べ方になることが多かったりします。上の子どもがいて、お母さんが忙しかったりすると、離乳食を早めに進ませてしまうことがありますし、さらに周囲の大人も早く食べがちだったりすると、子どもが早く食べることに慣れ、丸飲みがその子の食べ方になってしまうことがあるのです。ただ、どこまで食事を戻すかは、なかなか難しい問題です。

食欲のまさった子どもは、たくさん食べるために早く食べようと丸飲みをするわけですから、心理的な問題も絡んできます。ですので、食べ方が早く、よく噛まない子どもの場合、機能面のアプローチだけでは丸飲みをやめさせることが難しくなります。

ゆっくり食べる環境作りは難しいものですが、周りの家族もゆっくり食べるといった努力をしてほしいと思います。子どもには、一気に一つのものを食べずに、これを食べたら次に別のものを食べるという食べ方をさせて、じょうずに時間稼ぎをしてもよいですね。

早く食べ終えてしまったら、それで食事はおしまいというように、食べる量を調節していくといったことも考えられます。ただ、この時、子どもがフラストレーションを感じないように、少しずつゆっくり食べるようにしてほしいと思います。

もしも、食べものを水分で流し込んだりしているようでしたら、水分をとるのを食後に回してあげてください。

噛んで食べるおいしさを味わえるようにしていくとよいので、少し大きめのものを噛み取って食べる段階に戻してみてもよいのではないかと思います。自分で噛み取って食べる時、早く食べようとしてあまり大きく噛み取ってしまうと、うまく食べられませんし、噛み取って食べていく中で噛む意欲が出てくることもあります。

ある保育園で、「どんな音がするかな?」と声をかけ、自分が噛んでいる音を聞かせたら、よく噛むようになったという話も聞いています。これは味覚だけでなく、聴覚や触覚など、五感を駆使させる働きかけです。「ボリボリって聞こえる」、「これはシャキシャキだ」などと子どもが新しい発見をすることで噛む行動を引き出せる可能性がありますから、とてもよい試みだと思います。

また、スプーンの使い方を教える時に、「ゆっくりやるとじょうずにすくえるよ」というふうに言い聞かせるのもよいでしょう。なかなか言葉が通じにくい部分もあると思いますが、2歳になると少しずつ理解力が出てきますから、2～3歳ぐらいにかけて、少しずつ子どもの食事のペースを変えていってほしいと思います。

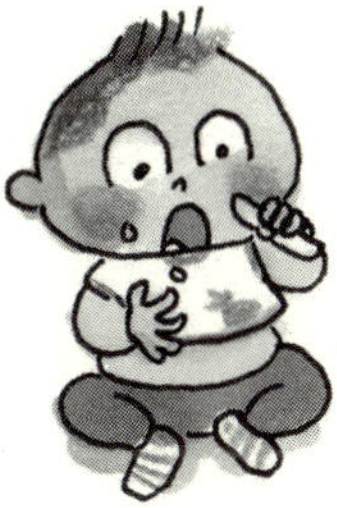

参考文献

1）庄司順一：発達的にみた反射の消長、発達人間学研究、２：67～77、1976.
2）向井美惠：お母さんの疑問にこたえる　乳幼児の食べる機能の気付きと支援、医歯薬出版、東京、2013、p46～47.
3）湖城秀久：乳児の歯列の成長発育に関する研究、小児歯科学雑誌、26：112～130、1988.
4）向井美惠：乳幼児の食べる機能の気付きと支援、医歯薬出版、東京、2013、p64～66.
5）大河内昌子、向井美惠：乳児用食品の物性基準の適正評価～第１報　固形物の固さについて～、小児歯科学雑誌、41：224～231、2003.
6）小児科と小児歯科の保健検討委員会：歯からみた幼児食の進め方、小児保健研究、66：352～354，2007.
7）村上多恵子、石井拓男、他：摂食に問題のある保育園児の背景要因　よくかまないでのみこむ子について、小児保健研究、49：55～62、1990.
8）日本歯科医学会重点研究委員会：「子どもの食の問題に関する調査」報告書、(http://www.jads.jp/activity/search/shokunomondai_report.pdf)、2015.
9）日本歯科医師会：窒息予防チラシ、(https://www.jda.or.jp/jda/business/chissoku.html)、2009.
10）厚生労働省：人口動態統計「主な不慮の事故の種類別にみた死亡数の年次推移」、(https://www.mhlw.go.jp/toukei/hw/jinkou/tokusyu/furyo10/01.html)、2008.
11）内閣府食品安全委員会：「食品による窒息事故に関するワーキンググループ」評価書　食品による窒息事故、2010.
12）東京都生活文化スポーツ局：「ベビー用おやつ」の安全対策について　東京都商品等安全対策協議会報告書、2009.
13）厚生労働省：歯科保健と食育の在り方に関する検討会報告書「歯・口の健康と食育～噛ミング30（カミングサンマル）を目指して～」、2009.

著者プロフィール

井上美津子（いのうえ　みつこ）

【略歴】

1974年　東京医科歯科大学歯学部卒業
　　　　東京医科歯科大学歯学部小児歯科学教室入局
1977年　昭和大学歯学部小児歯科学教室　助手
1983年　昭和大学歯学部小児歯科学教室　専任講師
1994年　昭和大学歯学部小児歯科学教室　助教授
2006年　昭和大学歯学部小児成育歯科学講座　教授
2015年　昭和大学歯学部小児成育歯科学講座　客員教授
2015年　東京医科歯科大学大学院医歯学総合研究科　非常勤講師

【主な研究テーマ】

小児および母子の口腔保健、小児の口腔習癖、心身障害児の口腔管理、妊産婦の口腔保健、小児期の口腔機能の発達

【主な著書】

「じょうずにかんで　しっかりごっくん」（芽ばえ社）、「食べる力はどう育つか」（大月書店）、「子どもの歯・口・食の問題をめぐる育児支援ガイド」(共著、日本小児医事出版社)、ほか多数。

本書は「食べもの文化」2019年5月増刊号として発行したものを書籍にしたものです。

写真／井上美津子
装画・イラスト／フローラル信子
編集協力・デザイン・DTP／渡辺美知子デザイン室

おっぱいからごはんまで
子どもの歯・口の発育と
「食べる」の発達がわかる本

2019年9月1日　第1刷発行
2022年3月10日　第2刷発行

著者　井上美津子
発行者　安藤　健康
発行所　株式会社 芽ばえ社
東京都文京区小石川5丁目3-7　西岡ビル2階
TEL 03-3830-0083　FAX 03-3830-0084
E-mail：info@tabc.jp
www.tabc.jp

印刷・製本　株式会社 光陽メディア

ISBN978-4-89579-409-1 C2077